由"表"及"里"实现中性区修复

Application of the Neutral Zone in Prosthodontics

由"表"及"里"实现中性区修复
Application of the Neutral Zone in Prosthodontics

（美）约瑟夫·马萨德（Joseph J. Massad）

（美）大卫·卡尼亚（David R. Cagna）

（美）查尔斯·古达克（Charles J. Goodacre） 主编

（美）拉塞尔·威克斯（Russell A. Wicks）

（美）斯瓦蒂·阿胡贾（Swati A. Ahuja）

李 健 杨静文 主译

北方联合出版传媒（集团）股份有限公司

辽宁科学技术出版社

沈 阳

图文编辑

肖 艳 刘 娜 刘 菲 曹 勇 康 鹤 赵 森 李 雪 刘玉卿 张 浩

Title: Application of the Neutral Zone in Prosthodontics
by Joseph J. Massad, David R. Cagna, Charles J. Goodacre, Russell A. Wicks, Swati A. Ahuja
ISBN: 978-1-119-15814-1

图书在版编目（CIP）数据

由"表"及"里"实现中性区修复 /（美）约瑟夫·马萨德（Joseph J. Massad）等主编；李健，杨静文主译. — 沈阳：辽宁科学技术出版社，2021.1

ISBN 978-7-5591-1798-4

Ⅰ.①由… Ⅱ.①约… ②李… ③杨… Ⅲ.①义齿学 Ⅳ.①R783.6

中国版本图书馆CIP数据核字（2020）第194138号

出版发行：辽宁科学技术出版社
　　　　　（地址：沈阳市和平区十一纬路25号　邮编：110003）
印 刷 者：上海利丰雅高印刷有限公司
经 销 者：各地新华书店
幅面尺寸：210mm×285mm
印　　张：10.25
插　　页：5
字　　数：250千字
出版时间：2021年1月第1版
印刷时间：2021年1月第1次印刷
策划编辑：陈　刚
责任编辑：苏　阳
封面设计：袁　舒
版式设计：袁　舒
责任校对：李　霞

书　　号：ISBN 978-7-5591-1798-4
定　　价：198.00元

投稿热线：024-23280336
邮购热线：024-23280336
E-mail:cyclonechen@126.com
http://www.lnkj.com.cn

编者名单
Contributors

（美）约瑟夫·马萨德（Joseph J. Massad），DDS
美国田纳西州孟菲斯市，田纳西大学医学中心牙科学院修复科副教授；
美国马萨诸塞州波士顿市，塔夫茨大学牙科学院修复和牙体外科兼职副教授；
美国得克萨斯州圣安东尼奥市，得克萨斯州大学医学中心牙科学院综合科兼职副教授；
美国加利福尼亚州罗马琳达市，罗马琳达大学牙科学院修复科兼职副教授；
美国俄克拉荷马州俄克拉荷马市，俄克拉荷马大学牙科学院临床助理教授。

（美）大卫·卡尼亚（David R. Cagna），MS
美国田纳西州孟菲斯市，田纳西大学医学中心牙科学院副院长（主管研究生事务）、
修复科教授、高级口腔修复学课程负责人；
美国口腔修复专业委员会专科医生及负责人；
美国口腔修复医师大学教员。

（美）查尔斯·古达克（Charles J. Goodacre），MSD
美国加利福尼亚州罗马琳达市，罗马琳达大学牙科学院修复科特聘教授；
美国口腔修复专业委员会专科医生及前主任委员。

（美）拉塞尔·威克斯（Russell A. Wicks），DDS，MS
美国田纳西州孟菲斯市，田纳西大学医学中心牙科学院口腔修复科教授及科室主任。

（美）斯瓦蒂·阿胡贾（Swati A. Ahuja），BDS，MDS
美国田纳西州孟菲斯市，田纳西大学医学中心牙科学院口腔修复科兼职副教授；
美国纽约州纽约市，路德医疗中心口腔修复学顾问。

译者名单
Translators

主译： 李　健（副教授，北京大学口腔医院 ）

　　　杨静文（博士，北京大学口腔医院 ）

参译： 杜文瑜（博士，北京大学口腔医院 ）

　　　游　浪（博士，北京大学口腔医院 ）

　　　尤鹏樾（博士，北京大学口腔医院 ）

　　　杨　洋（博士，北京大学口腔医院 ）

　　　张栌丹（博士，北京大学口腔医院 ）

　　　朱　原（博士，北京大学口腔医院 ）

序言
Preface

了解无牙颌患者的需求

随着口腔维护水平的持续提高，全世界无牙颌患者数量逐渐减少，但是全口义齿修复的需求仍然存在。实际上，牙医学一直在推陈出新，不断提供口腔修复的新方法，例如计算机辅助设计、计算机辅助制作、更可控的树脂加工方法以及新材料。义齿修复方法的发展在很大程度上反映了全世界患者思考模式的变化。牙医学从硬橡胶义齿和象牙义齿发展至今，经历了很长的过程。在这个过程中，患者的思考、感受和期待成为口腔修复学革新和口腔修复治疗发展的基础。

人口统计学上的一个主要变化点燃了口腔修复学的革新。发展中国家出现了平均寿命的快速增长。现在日本人的平均寿命是83.7岁，美国人的平均寿命是79.3岁。平均寿命的增长同样也发生在发展中国家，例如现在印度人的平均寿命是68.3岁。这些变化可以归因为医疗条件的改善。寿命的延长和过去对口腔健康维护的疏忽，共同造成了一部分人经受着复杂的口腔问题，需要专业的口腔修复治疗。

货币金融和保险制度的革新改善了人们的经济条件，这也改变了大家对于全口义齿作为口腔修复方式的态度。这一倾向在发达国家更加显著，而发展中国家则没有那么明显。患者比以往任何时候都更加倾向于寻求高质量的口腔修复治疗。

人口在不同国家和地区之间的持续迁徙也使得人们的口腔健康意识在全球范围内得以加强。临床上经常能碰到对口腔健康的重要性以及维护健康的治疗方法了如指掌的患者，这些治疗方法包含各种的口腔修复治疗。义齿不再是不可接受的事物。患者将口腔健康视为提高全身健康的出发点，坚持选择有良好效果的修复牙替代缺失牙。

现代人进步的生活方式促进了人们对可提供满意效果的修复方法的需求。为了提升个人形象和社会认可，促使无论多大年龄的患者都寻求美观的修复方法。失去面部支持导致衰老的面容，这促使患者寻求高质量的口腔修复方法来改善美观。同样，患者会因为旧全口义齿的外观差而要求更换义齿，临床上这种情况比以往任何时候都更经常发生。

饮食习惯和食物选择的变化，喜欢进食需要有效咀嚼功能的食物，这使得患者期待咀嚼效果良好的义齿来替代缺失牙，期待高质量的口腔修复治疗。当患者处于无牙颌状态和/或配戴了功能不佳的全口义齿，就会有因为咀嚼功能不佳而导致营养摄入不足的风险。这也是寻求高质量口腔修复治疗患者的常见抱怨。

面对这个日益增长的需求，有必要重新提起Muller M. DeVan博士[1]在很多年前提出的经典名言"牙医在接触患者的口腔之前首先要了解患者的想法"。除非我们了解患者，包括患者的就诊原因、患者牙齿缺失的原因和过程，否则任何口腔修复治疗的效果都会大打折扣。患者可能是一名高龄老人，告诉接诊医生他牙齿缺失的原因是几十年以来对口腔卫生的忽视。患者也可能是一名中年人，正在忍受咀嚼能力的下降，原因是先天缺牙，或者牙齿发育不全，或者外胚叶发育不全，或者一些近似的功能紊乱，还可能是外伤造成缺牙。对各种患者截然不同的就诊原因的全面了解，才能了解患者的心态和期望。不切实际的期望往往是治疗效果无法达到，需要医生引导患者提前认识修复治疗和修复体的不足。通常，老年患者不能接受为了取得满意的修复治疗效果而需要的长期多次就诊。医生在患者初次就诊时能否成功地了解他的心态和期望，可能会影响正确选择修复治疗方法。

总之，"迎合需求"对于无牙颌患者的治疗很重要，这样才能使得修复治疗取得满意的效果。在这里，用以上几段文字简单地陈述几点考虑。本书将会对这些考虑进行详细阐述，这将帮助那些工作积极热情、一丝不苟的牙医们为无牙颌患者提供满足他们需求的有效治疗，让患者更加满意。

Mahesh Verma教授（博士）

Aditi Nanda博士

参考文献

[1] DeVan MM. Methods of procedure in a diagnostic service to the edentulous patient. *J Am Dent Assoc* 1942;**29**:1981–1990.

前言
Foreword

　　毫无疑问，中性区概念的产生已经久远，在1933年出版的由Wilfred Fish先生编写的教科书《全口义齿的基本原则》中就曾被讨论。1973年Victor Beresin和Frank Schiesser博士出版了教科书《全口义齿的中性区》。中性区的概念最早是为无牙颌患者提出的，然而，1978年Beresin和Schiesser出版了第二版的教科书，书名为《全口义齿和局部义齿的中性区》。

　　尽管全口义齿不能成为修复天然牙列的理想替代品，但它也不应该在口内异物感明显，容易被察觉。在全口义齿的制作中，容易忽视咀嚼肌以及面部表情肌、言语相关肌群动作的影响。口腔功能包括咀嚼、吞咽、言语、发笑和吸吮，以及唇部、颊部、舌部和口底的协调运动。这些动作会影响义齿设计，并能通过功能手段记录。忽视了这些功能的影响，人工牙的排列位置、义齿边缘的伸展、殆平面的定位以及义齿抛光面的形态都会不准确，这些都可能造成修复体的不稳定，无法取得满意的修复效果。中性区的概念将神经肌肉功能考虑进来，从而有助于义齿的稳定。本书将会讨论和说明如何一步一步地发现与记录神经肌肉运动，以用来指导进行正确的人工牙排列和义齿磨光面的成形，使得患者感觉义齿更接近天然牙。这种方法被扩展应用到有余留牙的患者修复中，包括即刻义齿、种植体支持的覆盖义齿以及种植体支持的全口固定义齿。用中性区概念制作的全口义齿，还可以成为义齿范围内的种植体植入时的导板。

　　口腔修复经验尚不足的执业者经常将成功的全口义齿治疗视为挑战，因而选择在工作中少做或者不做全口义齿修复。全球牙医认为义齿的首要问题是适合性和稳定性，其次是咬合平衡和美观。本书对如何解决这些问题也会逐步讲解，主要内容囊括了全口义齿记录和制作的全部步骤。本书回顾全口义齿修复的分步评估和检查的流程，这一流程的设计是为了在开始制作之前进行精确的诊断和预后评估。本书也介绍了一种能预见准确效果的取模方法，一次就诊完成并且精确度近似甚至优于传统方法。对于垂直距离严重不足的患者及其解决方案也进行了讨论，并介绍了在这种情况下为了取得满意的治疗效果进行颌位关系记录的方法。

　　美观问题是最令修复医生困惑的关键问题之一，这将得到解决。如今，美观效果是大多数患者关心的问题，因此本书第1章的一部分内容就是讨论如何认识患者的美观要求，同时消除了患者不切实际的期望。本书还应用了"为了避免失败从而预测失败"的理念。对患者的期望和需求缺乏了解，将会对任何一种修复体的预后效果都产生不良的影响。然而，如果我们理解患者的心理状态，对每一个患者提出针对性的问题，这将更加容易了解他们的实际需求，并使患者参与到获取良好美观效果的过程中来。

本书的首要目标是讲述全口义齿修复中混合多种临床过程和理念的当今治疗过程，以建立可以取得满意的治疗效果的现代诊疗流程。目的就是建立与当今各种修复治疗程序相关的基本操作方法。另一个目的是帮助读者丰富修复学知识、修复治疗操作方法和增长自信。

在开始本书的探讨内容之前，我要先对帮助我成为一名更加敏锐、更富有同情心、知识更加渊博的修复医生的所有人表示感谢，尤其要感谢我的导师们Frank Schiesser、Kenneth Rudd、Thomas Shipmon、Lindsay Pankey和John Frush博士。我还要感谢我无限敬佩的共同作者们David R. Cagna、Charles J. Goodacre、Russell A. Wicks和Swati A. Ahuja博士，以及贡献很多的Mahesh Verma博士。特别感谢Swati A. Ahuja博士汇总所有作者的撰写内容来完成书稿。我还要向对本书内容提供改进建议的多位审稿人表达诚挚的谢意。他们是Mshesh Verma、Tony Daher、David Little、William Davis、Mostafa ElSherif、Richard June、William Lobel、Samuel Strong和Joseph Thornton。同样重要的是，还要感谢Todd Heilmann先生拍摄了本书的图片，以及非常专业地编辑本书的图片和插图。

我还要对配合修复治疗的技师们表示感谢，他们是Kenneth Waldo、Ron Johnston、Eric Newnum、Craig Nelson和Zarko Danilov，正是由于他们孜孜不倦地工作，才使得本书中的重要治疗环节能够得以记录。同样要感谢William Knowles对我们治疗设备的专业维护。我还想感谢John Gordon博士，他邀请我来到Jamaica，在一个安静的环境中开始撰写本书。在这里，我口述了4整天，而他的妹妹Glass录入了每一个字。

将本书献给我亲爱的妻子Darlene和可爱的孩子Jolene、Jordan、Joshua、Jodain和Joslyn。

Joseph J. Massad

配套网站
About the Companion Website

本书配套网站：

www.wiley.com/go/massad/neutral

网站包括：

- 视频短片
- 学生讲义

输入密码：ghx19cb354e

　　教师也可进入专门的配套网站去获得以上资料和教学ppt，但教学ppt仅限于教师使用。请登录 wiley.com网站，进入图书界面，选择教学配套网站。注册信息，获得访问权限。

目录
Contents

第1章
无牙颌患者的评估
Assessment of Edentulous Patients

简介

无牙颌修复治疗的关键点与难点在于对修复效果和患者满意度的预测。明确预后的最基本条件是彻底和准确的治疗前检查[1-3]。如果潜在疾病未确诊，尽管患者可能接受了最佳治疗，但仍然无法取得良好的修复效果。

本章回顾了治疗前对无牙颌患者及其现有义齿进行评估的方法，以便对影响治疗的因素和治疗目标实现的可能性有充分的了解。使用适当的评估方法，医生可以更好地确定修复效果是否能够达到患者的期望值。

许多文献对无牙颌的解剖结构因素[4-5]和患者的心理因素[6-7]进行了描述。在对这些具有挑战性的病例进行治疗之前，应进行彻底的检查、准确的诊断、做好方案的设计以及每种方案的预后评估[1-2]。患者主观和客观的因素都必须考虑[1]。在合理的、按部就班的治疗前，检查程序将有助于避免忽视关键诊断信息。从法律意义的角度来看，详细的检查记录是必不可少的。

本书提供的术前检查步骤相对容易遵循，执行速度快、易于重复，并且可以得到较为准确的预后结论，包括：①问诊；②颌面部检查；③无牙颌检查，即解剖学、形态学和肌肉状态的检查。

问诊

医生应从主观和客观的角度了解患者，以促进治疗的成功，其中包括患者是通过何种途径来就诊的。如果患者是通过转诊来就诊的，应该联系转诊机构，了解转诊原因。如果患者因商业推广活动而来诊，则必须仔细调查患者的需求是否与所能提供的治疗一致。

与患者最初的沟通交流使患者和医生对彼此有所了解[8]，在开始阶段所花费的沟通时间可以为优化医患关系奠定基础。在第一次就诊时，应对患者的身心状态都加以评定[8]。能够预见可能的医患沟通问题并解决常见的交流问题与临床检查一样重要。辨别患者对现状不满意的主要原因，对打破不成功的治疗循环至关重要。患者表达的抱怨和期望，以及过去接受治疗时的不顺

Application of the Neutral Zone in Prosthodontics, First Edition. Joseph J. Massad, David R. Cagna,
Charles J. Goodacre, Russell A. Wicks and Swati A. Ahuja.
© 2017 John Wiley & Sons, Inc. Published 2017 by John Wiley & Sons, Inc.
Companion website: www.wiley.com/go/massad/neutral

利，都可能对患者此次治疗产生影响。

应该注意的是，有人认为治疗前的交流耗费了过多的时间和精力，是不划算的。然而，一旦能够理解并熟练地进行交流，这一过程可以大大减少总的患者管理时间，有利于对即将提供的治疗进行评估，并且显著提高了总体治疗成功率。

有些患者可能会害怕、紧张或害羞，并且无意识地规避直接回答问题。在问诊过程中能够尽早辨别出这些人是至关重要的。有时候，口腔护士比医生更能获得患者的回应。能否得到患者真诚并且准确的回应将对治疗结果产生影响。治疗前的问诊检查环节及相关电子信息的整理，就是数据及信息的收集过程，以便对患者有周全、专业和准确的了解。

年龄

应对患者的全身状况和口腔状况对照其生理年龄进行评估。老年患者有可能存在神经肌肉协调能力差[9-10]、营养状况不理想[11-12]、适应性下降[9-10]、唾液分泌（包括量和质）以及义齿承托区易受损伤等问题。这些因素将对老年无牙颌患者适应和使用传统总义齿产生不利影响，应在开始治疗之前与患者进行沟通。可以用"当义齿在口内移动且唾液分泌有限时，粉红色的树脂基托就会像砂纸一样刺激牙龈"这样的解释，来帮助患者更好地了解他们所面临的问题。

患者的态度

要想评估患者的态度，需要做的就是简单地

提出非引导性问题，并且要给予患者充分的时间来回应。可以用来衡量患者态度的问题包括：

- 您今天感觉怎么样？
- 您上次看牙就诊体验如何？
- 您觉得您现在的义齿和以前使用过的义齿比怎么样？

根据患者的回应和随后的讨论，可以将患者的态度分为良好、一般或较差3类。当然，为了正确而合理地评价可能需要向患者提出额外的问题。

患者的期待

如果在开始治疗之前没有进行深入的沟通，对患者的期望可能并不明确，直到在治疗过程中意外地出现问题，且患者的依从性开始下降[9,13]。对患者的期望进行直接和具体的询问可以仔细记录患者的答复，并可以考量患者的期望值，包括高、中、低期望值或者还不明确。可以通过询问患者以下问题来进一步了解其对治疗效果的期望：

- "您希望新的义齿对您的外貌有怎样的改善？"针对这个问题，一位50岁的患者可能会指着一位18岁明星的照片，说："我希望我的牙齿看起来像她的。"这表明患者具有不切实际的期望。也有患者可能会说："我想要完美的牙齿。"需要进一步理解其"完美"的含义。
- 您希望新义齿能多大程度地提高咀嚼能力？
- 您希望新义齿能怎样改善舒适度？

- 您希望新义齿能使用多久？
- 您希望多久来看一次牙医以进行义齿检查和调整？

医生必须要考虑患者的期望和要求是否在自己的经验与能力所能达到的范围内。如果患者的期待超过了医生能够提供的治疗结果，那么就不应该开始治疗，而应该将患者转诊给有经验的同事。另外，如果患者不能理解所提供治疗的局限性，则同样不适宜开始治疗。

医生有责任通过与患者开诚布公的讨论，公开、诚实地告知患者哪些期望是难以达到的，哪些是治疗可以或不可以完成的，总义齿治疗需要这样的交流。如果不能指明哪些是不切实际的期望，往往会导致治疗的失败和医患关系的迅速恶化。那些拒绝接受已知的治疗局限性并在这方面表现出固执的患者往往难以进行管理。不要为这样的患者实施治疗，在道德、专业和经济上都是合情合理的。

主诉

医生为患者提供针对非主诉问题的治疗，即使是最先进的治疗，结果也只能是医生本人在一定程度上满意自己的方案，但这样的治疗终究很少成功。所以在临床实践中重要的是：①要求患者明确表达他们最主要的口腔问题；②使用患者的确切词汇记录这些主要问题；③与患者确认记录下来的主诉问题[13]。

大多数患者并不熟悉相关的专业术语。因此，确保医生能够明确了解患者的主诉问题是很

重要的。通过提出以下的问题可能会使医生对患者主诉问题的实质有更多的了解：

- 您的义齿松动吗？
- 您配戴义齿时能吃大部分的食物吗？
- 义齿会造成您的牙床疼痛吗？
- 现在您有疼痛问题吗？
- 您对您配戴义齿时微笑的样子满意吗？
- 您觉得还有什么需要解决的问题吗？

全身健康

全身健康是影响口腔治疗总体成功的重要因素[9]。一个全面的关于治疗史的问卷是治疗前诊断的重要工具。需要告知有一些复杂全身疾病的患者这些情况（例如未控制的糖尿病、帕金森病、亨廷顿氏病、图雷特氏综合征、其他神经肌肉疾病等）可能影响其使用传统总义齿的能力。许多全身状况（例如缺铁性贫血、干燥综合征、天疱疮/类天疱疮、多形红斑等）会对口腔组织及功能产生不利影响，从而影响总义齿治疗的成功[14]。了解患者当前使用的药物类型和剂量的信息很重要，尤其是很多药物对口腔干燥综合征有显著影响。如果发现患者的全身状况或者用药情况会对修复治疗产生不利影响，应该建议患者先返回系统性疾病主诊医生那里进行复查。

总义齿配戴史

为了评估患者配戴活动义齿的能力和牙槽骨吸收速率，应该询问患者其配戴总义齿的年

数[9,13]、患者上下颌义齿是否是在同一时间制作的，当然牙齿脱落的原因也很重要。一般来说，无牙颌状态时间越长，牙槽骨吸收越多，治疗复杂性越大。

更换总义齿的频率

应该询问患者自从失去天然牙后配戴不同总义齿的数量及最近一次总义齿的制作时间。注意询问患者包括过去和现在重新制作总义齿的原因。美国牙科协会建议每5～7年，或者已不能舒适配戴时更换总义齿[15]。在过去的10年里，患者配戴着一副总义齿是合理的，制作过2副也有可能，但更换过3副或更多的总义齿则可能说明此患者有着特别具有挑战性的修复基础条件或者本人是一个挑剔的患者，重新修复难以获得理想的修复效果。

患者满意度

对旧义齿的满意度是重要的诊断信息[9]。满意度应该分级为：满意、基本满意或者不满意。可以通过以下问题向患者询问：

- 您觉得您的旧义齿修复效果怎么样？
- 您觉得您的义齿美观效果怎么样？
- 您的旧义齿咀嚼功能怎么样？
- 您的旧义齿舒适度怎么样？

临床照片、诊断模型和影像学检查

临床照片、诊断模型上𬌗架以及X线检查对于完善治疗前检查和信息收集至关重要。正确构图的照片有助于观察微笑对称性、切端显示暴露量、唇部丰满度、无牙颌剩余牙槽嵴的大小和形态，以及软硬组织倒凹。上𬌗架的诊断模型可以显示无牙颌的口内轮廓、上下剩余牙槽嵴关系以及可利用修复空间的三维信息。

通过曲面断层片检查可以获得重要的客观诊断信息。可以评估牙槽嵴相对高度和吸收情况。膨隆的结节、含气的窦腔和突出的牙槽嵴可被识别。大约20%的无牙颌患者可以在X线片中发现骨囊肿、残留的根尖、埋伏阻生牙和隐藏的病理状态[13,16]。为了发现这些问题，在治疗前拍摄高质量的、具有诊断价值的曲面断层片至关重要。

面部分析

美学效果是否良好，对于现代牙科学治疗是否成功至关重要[9]。然而，在诊疗初期的评估阶段想要评价患者的美学要求、确定美学预后存在一定的困难。详尽的面部分析，这一过程包含与患者的互动和配合，是治疗前评估的关键要素。对牙齿中线是否对称、唇部形态是否规则、牙齿和义齿基托暴露量、面形以及剩余牙槽嵴垂直/水平关系的判断，影响治疗效果和预后。在开始治疗之前，患者和医生对这些美学因素的评价最好通过拍摄一组详尽的临床照片来实现。

(a)

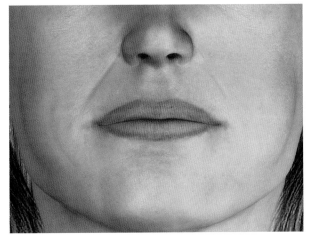

(b)

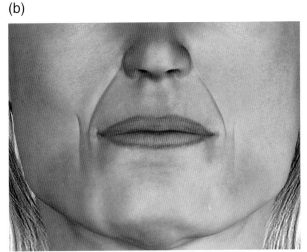

图1.1 （a）凸面型的女性患者；（b）凹面型的女性患者。

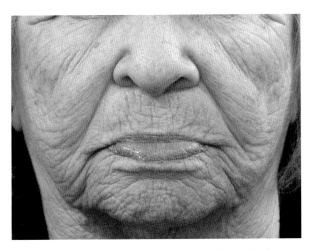

图1.2 患者皱纹较深，鼻唇褶皱，肌肉萎缩且松弛。

面部组织张力

老龄化和牙齿缺失相应地会导致面部组织和咀嚼肌的松弛。肌肉的萎缩会使面部外观呈现从相对凸出到凹陷的变化（图1.1a，b）。面部皱纹的增加、鼻唇沟的加深、颊部的凹陷（图1.2）表明皮肤松弛和肌肉萎缩。手指触诊和患者病史（例如抱怨咬合力减弱）可以提供关于面部组织和咀嚼肌的张力与功能的信息。当指触时，将拇指置于面部沟纹处（图1.3a），并将食指和中指置于对应的脸颊（图1.3b），要求患者张开嘴唇（图1.3c）然后微笑（图1.3d），如果这些动作可以使手指移动，则肌肉张力还是足够的。

无牙颌患者的口面部肌肉的柔韧性可能接近或低于正常水平，但这不是正常的[3]。因此与天然牙列相比，配戴总义齿的患者咀嚼力和咀嚼效率明显降低[3]。牙齿脱落的时间和顺序将不同程度地影响各肌群。前牙缺失一段时间后，面部表情肌将表现出松弛，而如果后牙缺失很长一段时间，则更可能是咀嚼肌表现出张力减弱[3]。

足够的肌张力有助于义齿的稳定性。肌张力很差的患者可能难以稳定总义齿。理想的状况是肌肉没有退行性改变，保持正常的肌紧张度、肌张力以及肌附着位置。然而，无牙颌患者的肌肉退化是很常见的。

总义齿的一个重要功能是为颊部和嘴唇的肌肉与软组织提供支撑，义齿边缘及磨光面形态的塑造可以促进这种支撑作用。

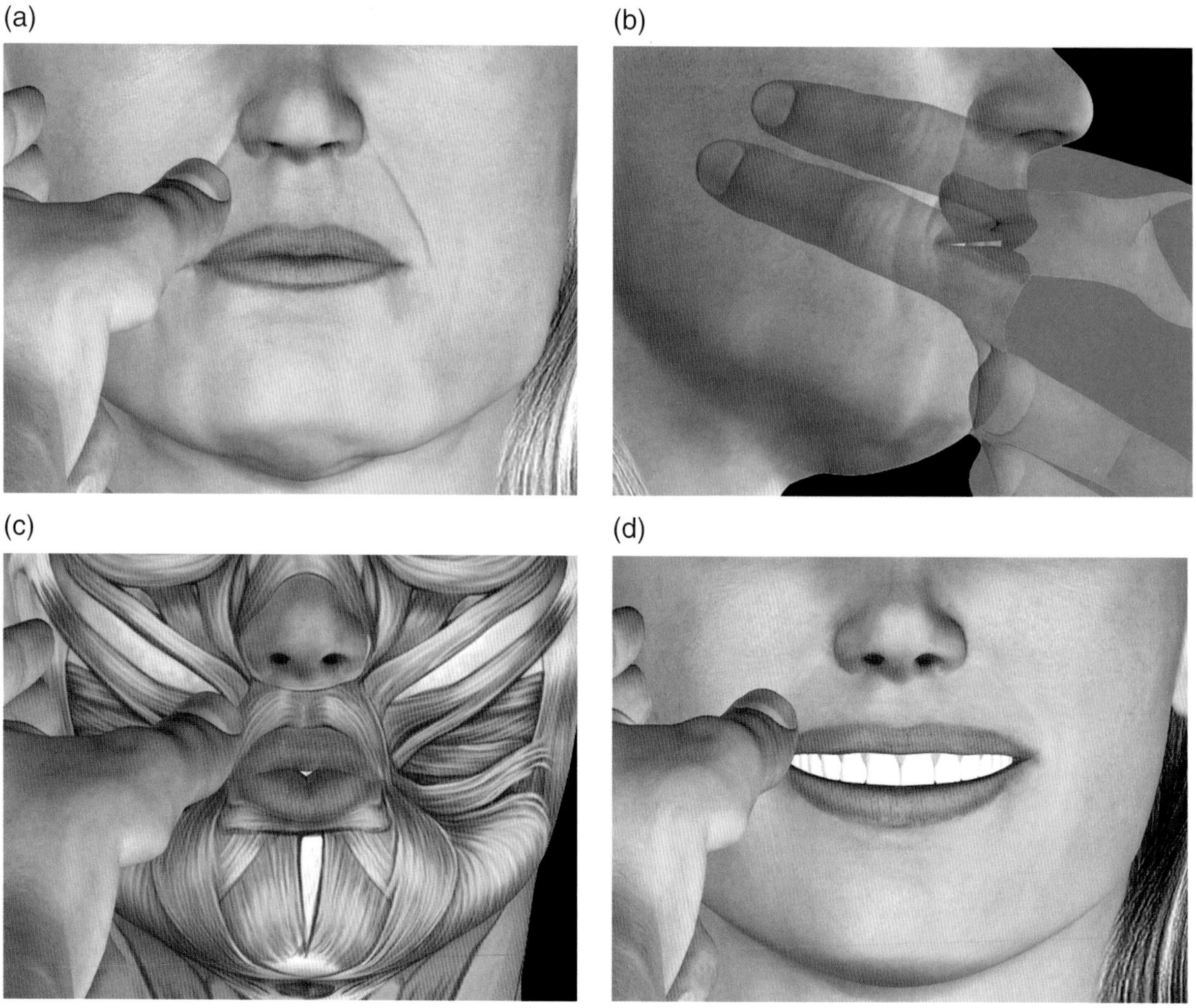

图1.3 （a）通过手指触诊评估肌肉张力；（b）通过将食指和中指放在对侧脸颊上来评估肌肉张力；（c）通过让患者噘嘴来评估肌肉张力；（d）通过请患者微笑来评估肌肉张力。

牙齿和义齿基托暴露量

嘴唇长度、动度会影响牙齿与软组织（义齿基托）在静息和微笑时的暴露量。上唇较长以及嘴唇活动度降低会导致微笑时上颌牙齿和牙龈暴露量少（图1.4a）。而上唇较短和嘴唇活动度过大会导致上颌牙齿显示过多，特别是在最大微笑时（图1.4b）。应该记录现有义齿的人工牙和义齿基托在静息和最大微笑时的暴露量为不暴露、少量暴露、正常暴露或过多暴露。记录这些信息有助于在试

排牙时改善将要制作的义齿人工牙的垂直位置。

中线

患者的上颌义齿中线应与面部中线重合，有偏差时应注意。

唇部活动度

在微笑位以及微笑动作过程中应注意评估

(a)

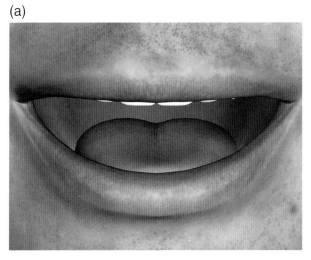

(b)

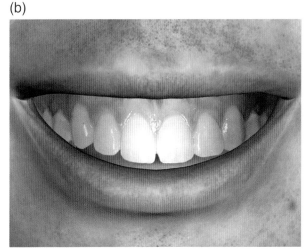

图1.4　（a）微笑时上颌切端暴露量不足；（b）最大微笑时上颌切端暴露量过多。

(a)

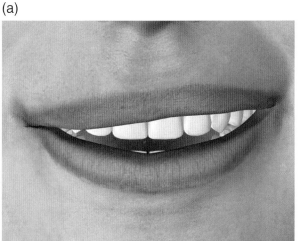

(b)

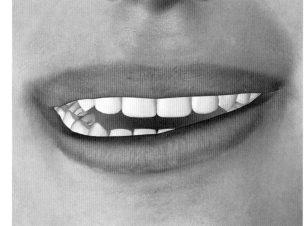

图1.5　（a）不对称的上唇运动；（b）不对称的下唇运动。

唇运动的对称性。唇运动的对称性应该分类为正常、轻微不对称、中等不对称和严重不对称。照片（包括静息位与微笑位）和患者的病史（例如牙齿暴露量不对称的主诉）是有价值的帮助信息。应注意单侧活动减少（图1.5）和单侧不规则面部轮廓（例如脑卒中或贝尔氏面瘫）[9]。尽管可能无法进行全面矫正，但可以通过改变义齿的前牙和基托的位置来稍微改变不对称的唇部位置与运动。在开始修复治疗之前应让患者了解存在的唇部不对性以及纠正唇部不对称的措施和可能

性，也可以建议患者转诊整形外科进行组织填充手术。

唇部丰满度

应该注意检查上下唇丰满度并分类为丰满、不丰满和很不丰满。随着年龄的增长，嘴唇会变薄，唇红会变得不太明显（图1.6）。上颌前牙的唇倾可以增大上颌前牙的暴露量，然而，上颌前牙切缘的明显唇倾可以使上唇变薄，类似于拉伸

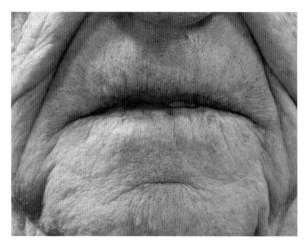

图1.6 一位男性患者的上下唇红显露不足。

一根橡皮筋，越拉越薄。唇红暴露量也可以通过组织填充增加。

修复体因素

垂直距离

配戴好原有总义齿，应该比较患者的咬合垂直距离（OVD）和休息位垂直距离（RVD）。通过在患者鼻尖和颏部标记一个圆点来记录休息位垂直距离[17]。要求患者深呼吸并放松。放松后，用卡尺记录点与点之间的距离（图1.7a）[17]。让患者做多次呼气和吸气，闭上眼睛就好像睡着一样放松，并使下颌肌肉放松将有助于获得休息位垂直距离。这种方法对于那些垂直距离明显丧失的患者可能尤其有帮助。这样测量得到患者的休息位或生理休息姿势位的垂直距离。然后，通过让患者咬合其义齿来记录患者现有的咬合垂直距离。同样，再次使用卡尺记录两点之间的距离（图1.7b）[17-18]。

从休息位垂直距离减去咬合垂直距离得到的差值通常称为息止颌间隙。一般来说，对于无牙颌患者，生理可接受的息止颌间隙为2.0～4.0mm[17]。过大或过小的咬合垂直距离或息止颌间隙会对整个义齿治疗的成功产生不利影响[17-18]。咬合垂直距离不足可能导致下颌过度旋转以及相对前伸，称为假Ⅲ类关系（图1.7c），它可影响美观、咀嚼效率和义齿稳定性[17-18]。咬合垂直距离降低的患者的治疗可能很复杂（在第2章讨论）。超出生理上可接受范围的过高咬合垂直距离可能导致美学与发音问题、上下义齿之间的碰撞、患者的不适感和神经肌肉症状[18]。

现有义齿评估

对现有义齿的评估可以指导新的总义齿应该设计成什么样，以及应该避免什么。这些信息还有助于评估治疗的局限性，并确定与现有总义齿相关的患者抱怨是否合理。

应该仔细评估现有义齿的舒适度、固位力、稳定性与支持性。应该仔细检查咬合、排牙以及正中咬合和最大牙尖交错位之间的偏差。应仔细检查并记录中线、前牙排列、人工牙的颜色和类型、𬌗平面、边缘伸展、磨光面形态、发音和切端暴露量。应检查咬合面、组织面和磨光面，以及检查磨损程度、义齿修理和/或重衬情况。

还应该对现有义齿进行检查以评估患者保持义齿卫生的能力和积极性[3,13]，如果患者在这方面有所欠缺，则必须加以重视。

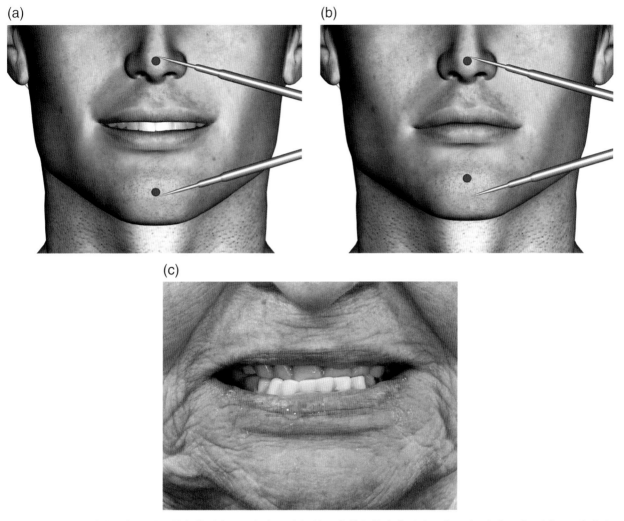

图1.7　（a）通过使用卡尺测量静息位时鼻子和颏部两点间的距离获得休息位垂直距离；（b）使用卡尺测量牙齿咬合时鼻子和颏部间的距离获得咬合垂直距离；（c）由于咬合垂直距离不足而呈现假Ⅲ类关系外观的患者。

骨性关系

上下颌骨之间的前后关系应仔细进行评估，以明确患者属于Ⅰ类、Ⅱ类、Ⅲ类骨性关系[19]。颌骨间大小和位置上的差异，通常会对建立良好的咬合关系和义齿稳定性产生影响[19-20]。对于严重Ⅱ类、Ⅲ类或骨性反殆关系的患者，需要获得足够的后牙咬合接触，以防止义齿咬合接触时出现不稳定[20]。

唾液

临床检查必须包括对口腔干燥综合征的评估（如唾液的质和量、干燥的嘴唇、干燥并有光泽的口腔内黏膜、角化性唇炎、舌背皲裂）。在口腔检查时如果口镜会黏附到舌头或口腔黏膜表面说明口干。一般来说，包括使用多种处方药在内，具有重大全身病史的患者表现出唾液流量减少的迹象[21]。

唾液流量减少可能与局部因素（如唾液腺疾病）、系统性因素（如干燥综合征、艾滋病、系统性红斑狼疮、类风湿关节炎、硬皮病、未经控制的糖尿病、甲状腺功能障碍和一些神经系统疾病）和/或使用处方药有关[22]。

唾液的分泌量和质量影响义齿修复的成功。唾液分泌量的减少会影响总义齿的固位，并且会导致由于摩擦刺激引起的承托义齿的软组织疼痛[2,22-23]。唾液的质量也应该纳入考虑中来。黏稠的唾液具有较差的黏合性，从而影响获得良好的义齿固位。应该让患者了解这些情况，接受相关宣教，并建议其进行必要的治疗，包括使用义齿稳固剂、唾液替代剂或选用种植修复来改善预后[13]。

口腔耐受性

为了衡量患者的口腔耐受性（例如义齿放入口内时患者是否会想呕吐），可以在患者口中放入一个较大的成品印模托盘。托盘应该缓慢放入口内，放入过程中保持与牙槽嵴顶的接触并施压，直到托盘的后边缘接触到软腭。应密切观察患者的反应。轻度反应是正常的，但敏感反应则有问题。通常与反射性咽反射有关的区域包括上腭后部、舌根部和双侧舌缘后部。多年来已经形成各种转移注意力的措施以帮助患者克服呕吐反应，包括要求患者将他们的一条腿从椅子上抬起，或者在牙科操作之前要求患者咀嚼冰块。使用抗焦虑药物或应用局部麻醉剂（喷雾剂、锭剂和棒棒糖）于软腭和舌头，这样的方法可以用于呕吐反射非常严重的患者。

颞下颌关节

必须通过患者病史、关节听诊、触诊和手动压力测试来仔细检查颞下颌关节（TMJs）。X线片也可用于检查有症状的颞下颌关节。通常来说，虽然颞下颌关节有临床检查可以发现的弹响和杂音，但是患者自身的适应与调节能力使得颞下颌关节能够相对正常和无痛地完成功能运动。而长期异常症状的存在则需要进一步评估，并转诊给颞下颌关节紊乱（TMD）病治疗的专科医生。

颞下颌关节紊乱病可能表现为咬合关系的不稳定、口颌面疼痛和功能受限。也会伴随开口度减小（即无牙颌患者的上颌前牙牙槽嵴至下颌前牙牙槽嵴距离<60mm被认为是开口度减小），以及开口时下颌偏斜。也有学者认为：<35~40mm的开口度需要进一步检查[24]。

患有颞下颌关节功能紊乱和颞下颌关节疼痛的患者不太可能适应新的总义齿。因此，在开始新的全口义齿治疗之前，解决颞下颌关节疼痛至关重要[25]。在尝试义齿修复治疗之前应明确颞下颌关节位置、运动范围和功能均合适、舒适且稳定[25]。

口腔癌筛查

必须仔细视诊和触诊，检查嘴唇、面颊、舌表面、口底、扁桃体、软腭、口咽部和颈部以寻找可疑病灶。尤其应该重视头颈部淋巴结检查。怀疑病变时应进行触诊，以确定是否有肿块、组织粗糙度、形状规则性和是否有硬结。并非所有的病变都需要进行活检，但可疑的发现必须交由对该疾病病理进展有经验的专科医生进行定期复查。所有患者都应该定期进行口腔癌筛查，而不仅仅是对新患者实施。

口腔内特征

腭咽形

为检查软硬腭连接处（即腭咽形）的特点、位置及组织轮廓的延伸范围，我们要求患者大张口，从而能在相对生理性休息状态下观察到这一关键的上腭区域。为强调该临床检查的重要性，我们必须理解两个概念：第一，硬腭后缘封闭区（PPS区），该区域位于软硬腭联合处或稍后方的软组织处，总义齿可以通过对该区域施加生理耐受范围内的压力获得辅助固位[26]。第二，硬腭后缘封闭（PPS），指的是沿着上颌总义齿后缘特殊设计的轮廓以利于形成修复体的边缘封闭[26]。

腭咽形状影响上颌总义齿沿着其后缘形成的边缘封闭即影响PPS形成[3]。软硬腭连接处具有宽阔带状的、相对固定组织的患者（Ⅰ类）（图1.8a）易于建立稳定的PPS，从而利于上颌义齿达到良好的固位[3]。对于固定组织范围更窄的、悬雍垂下坠更明显的患者（Ⅱ类）（图1.8b），可用于建立有效PPS的组织范围更小[3]。而对于悬雍垂严重下坠，甚至处于生理休息位的患者（Ⅲ类）（图1.8c），在软硬腭连接处可用于建立有效PPS的表面区域最小，因而易危及边缘封闭和上颌义齿的固位[3]。对于Ⅲ类腭咽形的患者，精确的定位并建立PPS对于获得并维持可预测的上颌义齿固位非常关键。

牙弓尺寸

医生可以在口内或者在石膏模型上测量牙弓尺寸。可以用尺子或博利氏规（Boley gauge）来测量无牙颌左右侧牙槽嵴之间的宽度以及牙槽嵴的前后长度。宽大的牙弓（>45mm宽、>55mm前后径）为总义齿获得良好的稳定和固位提供了可能。中等大小的牙弓（大约40mm宽、50mm前后径）是较好的但非理想的利于义齿固位和稳定的口腔特征。小牙弓（<35mm宽、<45mm前后径）无法获得可预测的义齿固位和稳定。无牙颌小牙弓排牙必须位于牙槽嵴的唇颊侧以获得良好的美学效果和软组织支持，这给义齿的固位和稳定造成了严重问题。测量牙弓尺寸还有助于印模托盘的选择。

上颌牙槽嵴高度

为评估上颌剩余牙槽嵴的高度，需要轻拉开上唇后，测量中线处从唇侧前庭沟到牙槽嵴顶的距离（图1.9）[4,5,27-29]。一旦牙齿缺失，剩余牙槽嵴的垂直高度将持续下降。上前牙区牙槽嵴的吸收量和吸收率很大程度取决于下颌牙齿是否存在。若只存留下颌前牙，由于持续的过大负荷，上颌前部的吸收可能比较显著[30]。这种情况在患有综合征的患者中较为常见[31]。

剩余牙槽嵴高度降低对上颌义齿固位和稳定有不利影响[5,32]，继而对肌紧张度和美学有不利影响。上颌前后部剩余牙槽嵴的高度可影响全口义齿的预后。

(a)

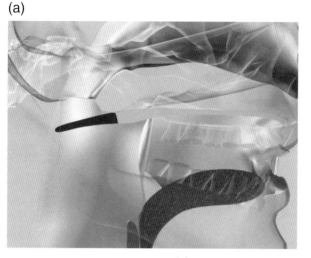

(b)

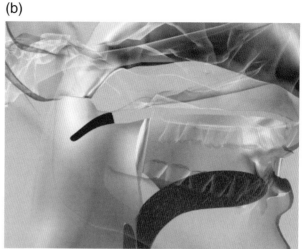

(c)

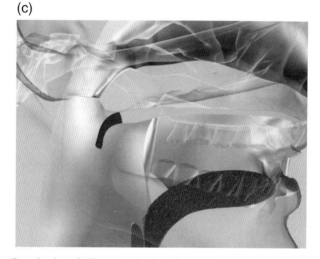

图1.8 （a）宽阔的腭咽形，Ⅰ类；（b）Ⅱ类腭咽形；（c）Ⅲ类腭咽形。

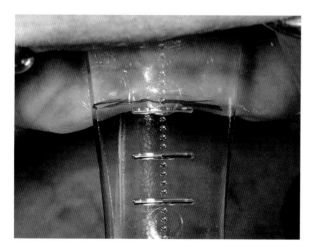

图1.9 测量上颌前部剩余牙槽嵴从唇侧前庭沟到牙槽嵴顶的距离。

上腭

牙齿缺失和牙槽嵴吸收会导致腭穹隆深度和轮廓的变化。医生可以在石膏模型上和口内观察或拍照来评估腭穹隆的深度与横截面的轮廓形态。可以使用一根透明软尺记录腭穹隆最深处和剩余牙槽嵴吸收最严重处之间的距离（图1.10）。宽阔的腭穹隆（也称为U形）是理想的，为上颌总义齿获得良好的支持和稳定提供了可能。锥形的腭穹隆（即V形）可提供义齿的稳定性差，这与不断增加的义齿松动有关（即义齿动度增加、与上腭接触减少）。平坦的腭咽形能够提供足够的垂直向义齿支持，但是对于促进全口义齿的稳定性效果甚微[20]。平坦腭咽形条件下的上颌总义齿，如果还需要形成宽大切迹以容纳宽大的唇系带时，往往容易出现修复体折断。如果存在上腭隆突，那么修复体的结构完整性和固位将受到影响。对于这样的患者，有时可能需要种植体或颧骨种植体来帮助提供足够的义齿支持、稳定和固位。

上颌牙槽嵴轮廓

牙槽嵴吸收或外科手术的介入可影响剩余

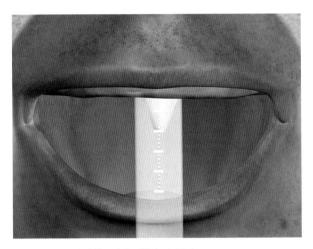

图1.10　用透明软尺测量腭穹隆深度。

牙槽嵴的横截面形态。剩余牙槽嵴吸收（RRR）不断将牙槽嵴的形态和尺寸从相对偏U形的形态（图1.11a）变为刃状（图1.11b）。进一步的剩余牙槽嵴吸收可能导致低平的牙槽嵴，最终变为严重吸收的凹陷状的牙槽嵴形态[5]。上颌牙槽嵴横断面形态可分为U形、V形（锥形）、圆形（球形）、平坦形、凹陷形，或是这些形态的任意组合[3,20,33]。牙槽嵴的形态和轮廓影响了全口义齿的固位与稳定。

具有中等至较高平行侧壁以及宽阔平坦的牙槽嵴顶的U形牙槽嵴能为义齿提供良好的固位和稳定。具有较矮平行侧壁以及平坦的牙槽嵴提供的稳定较少。嵴顶很窄的V形牙槽嵴或极矮且低平的牙槽嵴，其义齿修复时支持、稳定和固位往往较差[33]。

上颌义齿承托区

口腔检查、手指触诊、诊断模型以及口内照片（𬌗面观）可用于评估义齿承托区的特征。医生应注意现上颌义齿承托区可能存在凹陷的不规

(a)

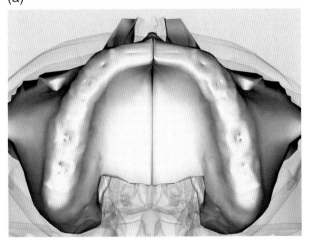

(b)

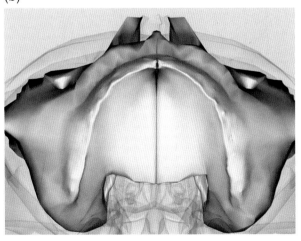

图1.11　（a）U形上颌剩余牙槽嵴；（b）刃状上颌剩余牙槽嵴。

则区域、外生骨疣、腭隆突或明显的倒凹区。若这些缺陷会导致软组织的慢性刺激、限制正常功能、阻碍制取准确的印模或影响义齿合适的边缘伸展，则要考虑外科手术干预[31,34]。

下颌牙槽嵴高度

为评估下颌剩余牙槽嵴高度，可以轻拉开下唇后，测量中线处从唇侧前庭沟到嵴顶的距离（图1.12）[4,5,27-29]。注意避免在测量过程中使前庭沟底上抬。由于下颌义齿承托区表面积较小，在行使正常功能时，施加在下颌上的力量应为上颌的2倍。这被认为是下颌剩余牙槽嵴吸收较上颌更严重的原因之一[5,29]。

剩余牙槽嵴高度的丧失对全口义齿的固位和稳定有不利影响[5]。对于某些患者来说，下颌剩余牙槽嵴吸收极其严重，以至于下颌骨有发生病理性骨折的可能性。严重的剩余牙槽嵴吸收不仅增加了医生制作合适的全口义齿的难度，也增加了患者成功适应新的修复体的难度。因此，医生往往需要谨慎考虑，通过保存天然牙牙根，用

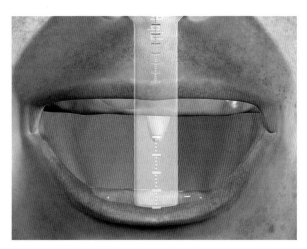

图1.12 用透明尺测量下颌前部牙槽嵴的高度。

做传统覆盖全口义齿的方法维持并增加义齿承托区，从而减少剩余牙槽嵴的吸收率，或者设计种植体，从而提高义齿的支持、固位和稳定。

根据放射影像中下颌骨高度，可以将全口义齿的预后情况分为如下几个等级：≥21mm（Ⅰ类），良好；16~20mm（Ⅱ类），可接受；11~15mm（Ⅲ类），一般；≤10mm（Ⅳ类），预后不佳。

下颌牙槽嵴轮廓

牙槽嵴吸收或外科手术干预会影响下颌剩余牙槽嵴的横截面形态。剩余牙槽嵴吸收持续改变牙槽嵴形态和尺寸，从相对丰满的情况（倒U形）（图1.13a）变为明显缩小的情况（倒V形），再到刃状（图1.13b）[5]。进一步的下颌剩余牙槽嵴吸收可能导致低平牙槽嵴（图1.13c），甚至是凹陷形牙槽嵴形态[5]。

因此，下颌牙槽嵴的横断面形态可分为方形（倒U形）、锥形（倒V形）、圆形（球形）、平坦形、凹陷形，或是这些形态的任意组合[3,20,33]。牙槽嵴的形态和轮廓影响了全口义齿的固位与稳定。

下颌肌肉附着

肌肉附着影响了下颌总义齿基托边缘的轮廓和伸展范围[2]。肌肉附着部位不合适将对义齿稳定性产生不利影响。在这种情况下，应考虑使用外科手段纠正[14,35]。剩余牙槽嵴吸收的程度改变了肌肉附着位置和剩余牙槽嵴顶的相对关系。需要理解的是，这种相对关系随牙槽嵴吸收而不断

(a)

(b)

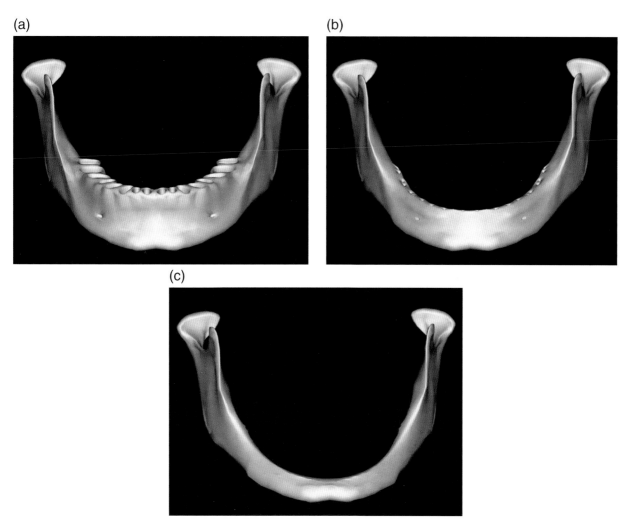

(c)

图1.13　（a）倒U形下颌剩余牙槽嵴；（b）刃状下颌剩余牙槽嵴；（c）低平下颌剩余牙槽嵴。

改变，这一点很重要[3]。因此，下颌肌肉附着被分为低位（接近前庭沟黏膜转折处）、中位或高位（接近牙槽嵴顶）[3]。

下颌义齿承托区

医生应注意现有下颌义齿承托区范围内存在凹陷不规则的区域、外生骨疣、舌侧骨隆突或明显的倒凹。若这些缺陷导致软组织慢性刺激、限制正常功能、阻碍制取准确的印模或影响合适的义齿基托边缘伸展，则可考虑外科手术干预[31,34]。

在极端的病例中，下颌骨吸收过于严重，以

至于牙槽嵴呈现平坦甚至是凹陷形，对下颌舌骨嵴进行手指触诊，表现为薄层软组织覆盖的尖锐刺状突起。这个区域对义齿产生的功能性压力高度敏感，因此必须考虑用外科手术进行修整[35]。

上颌结节突度

医生可以用手指触诊或将口镜置于上颌结节远中，并指导患者做开口和侧方运动来观察评估上颌结节的轮廓。上颌结节颊侧的间隙曾被称为"颧弓后区"或"上颌喙突间隙"[36]。这一间隙的垂直高度和宽度随开口运动而变化，在边缘整塑和制取印模时必须仔细考虑[36]。义齿基托在该间隙中的边缘应当反映该部位在下颌运动过程中的动态特性。否则将导致边缘封闭不足。当该部位义齿基托边缘过厚时，在下颌侧方运动时喙突会不断接触和碰撞义齿基托边缘，这将导致不适，以及（或者）义齿移位。该区域上颌结节的弧度可被描述为平坦、中度突出、高陡或倒凹。

前庭沟

剩余牙槽嵴吸收和肌肉附着位置都影响了前庭沟的相对深度[2,5]。不利的（较浅的）前庭沟深度对全口义齿的稳定有不利影响，应适当考虑进行修复前外科矫正（例如前庭沟成形术）[35]或种植体植入。前庭沟深度可分为深、中等或浅。

系带附着

系带附着影响了全口义齿基托边缘的形态和伸展程度[2]。当系带附着靠近剩余牙槽嵴顶，而义齿基托边缘没有形成适应其运动范围的轮廓时，该处则可能成为刺激点[35]。基托边缘若因调改导致缓冲过度，则可能导致空气进入、丧失边缘封闭，从而不利于义齿固位[35]。若为避让剩余牙槽嵴顶附近的系带而使基托边缘切迹过深，则可能导致应力集中，从而导致义齿基托过早折断[35]。因此，应考虑修复前外科矫正过于靠近剩余牙槽嵴顶的系带[14]。上颌系带或肌肉附着可被分为高位（靠近前庭沟反折处）、中位和低位（靠近牙槽嵴顶）。

翼下颌韧带

翼下颌韧带是自翼内板的翼钩至下颌磨牙后三角区后界的一段垂直走行的肌腱韧带。它可作为颊肌的一部分和同侧咽上缩肌之间的浅表分隔。翼下颌韧带在翼上颌（翼钩）切迹上的附着会影响上颌总义齿在后外侧的基托形态和延展范围。不利的翼下颌韧带附着（比如靠近牙槽嵴顶或上颌结节顶部）将对义齿的稳定和固位有不利影响。翼下颌韧带的附着可被分为高位（在翼上颌切迹附着较深）、中位或低位（靠近牙槽嵴或上颌结节顶部）。

义齿承托区的软组织

医生可通过手指触诊评估义齿承托区的软组织可压缩性，并将其分为重度可压缩型、中

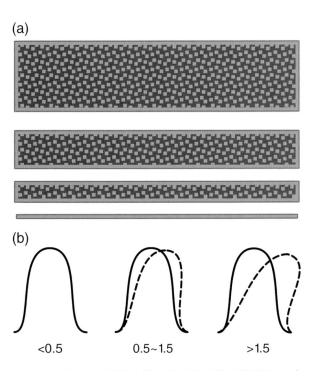

图1.14　（a）不同厚度的义齿承托区软组织的可压缩性；（b）软组织的可动性分度。

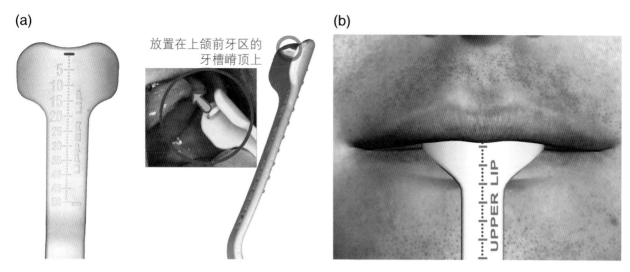

图1.15　（a）唇部测量尺；（b）在静息状态时用唇部测量尺测量上颌美学区域。

度可压缩型以及轻度可压缩型，或薄而脆弱型（图1.14a）。软组织的可动性可分为重度可动型（>1.5mm）、一般可动型（0.5～1.5mm）或轻度可动型（<0.5mm）（图1.14b）。可以通过使用两个口镜的柄移动软组织来评估软组织的移动性。临床上软组织的厚度可描述为重度可压缩且易于移动型（厚而海绵状）、中度可压缩且中度可移动型（2～3mm厚），或者不可压缩且不可移动型（相对薄弱）。不可压缩且不可移动型的软组织通常只能提供很少的义齿支持，并且在压力下很容易产生疼痛，同时不利于义齿固位[10]。重度可压缩且易于移动的软组织常导致义齿运动过度，应考虑外科矫正[27]。

磨牙后垫

医生可通过手指触诊或钝头器械探诊来评估磨牙后垫的可压缩性是重度可压缩、中度可压缩、轻度可压缩还是薄而脆弱型。磨牙后垫的侧方动度或移动性可分为严重动度（移位>

1.5mm）、中等动度（移位0.5～1.5mm）或者轻度动度（移位<0.5mm）。

上颌牙槽嵴顶至上唇的静息距离（美学区域）

医生可以用唇部测量尺（图1.15a）来测量静息状态下以及微笑状态下上颌中线处牙槽嵴顶距上唇的距离（图1.15b）[37]。该测量可以帮助医生判断上颌义齿前牙的唇下显露量以及帮助技工室技师参照蜡殆堤的切龈长度进行排牙[37]。

下颌牙槽嵴顶至下唇的静息距离（美学区域）

医生可以用唇部测量尺来测量静息状态下以及微笑状态下下颌中线处牙槽嵴顶距下唇的距离[37]。该测量可帮助医生评估下颌义齿前牙的显露量，并为技工室技师提供重要信息[37]。

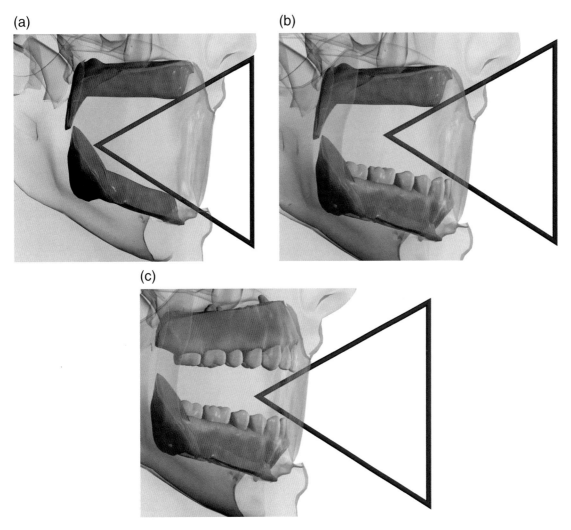

图1.16 （a）用于测量无牙颌患者最大开口时颌间距离（牙槽嵴顶之间）的三角测量尺；（b）用于测量单颌无牙颌患者最大开口时颌间距离（牙槽嵴到对颌牙列之间）的三角测量尺；（c）用于测量存在天然牙列患者最大开口时颌间距离（上下颌牙列之间）的三角测量尺。

最大开口度

医生可以用三角测量尺来测量最大开口时中线处的颌间距离（图1.16）。对于无牙颌患者来说最大颌间距离（牙槽嵴顶之间）≥60mm被认为是可接受的距离；若颌间距离≥50mm，对于单颌无牙颌患者来说是可以接受的；若颌间距离（上下颌牙列之间）≥45mm，对于存在天然牙列的患者来说是可以接受的[38]。

下颌舌骨后区

下颌舌骨后区，通常被称作咽侧区，是磨牙后垫移行至舌侧处的侧方潜在间隙，当舌体松弛时，它的前界是下颌舌骨嵴和下颌舌骨肌，后界是下颌舌骨后帘，下界是舌侧前庭沟底壁，舌侧界为扁桃弓的前部[39-40]。该潜在区域被总义齿基托舌侧后部边缘所占据的程度会影响义齿的稳定[39]。

医生可以通过将口镜置于下颌舌骨后区（图

1.17），指导患者用舌尖舔对侧口角，通过观察该运动，用口镜移位的程度来评估咽侧区的情况。咽侧区可定性地分为深型（无口镜移位）、中型（口镜移位较轻）或者浅型（口镜移位较大）。下颌义齿舌侧基托边缘伸展进入咽侧区对于义齿固位有利[39-40]。

舌体大小

医生可以通过指导患者模拟开口摄食的动作来检查舌体大小，并将其归为过大、大、中等

或较小[41-43]。缺牙时间较长的无牙颌患者舌体倾向于发展为平坦而宽阔[2]。这样的患者戴用下颌总义齿后可能会抱怨异物感、不适感以及舌体空间不足[44]。起初，患者可能会难以适应下颌新义齿，舌体运动不协调会导致义齿容易脱位。不过，随着时间流逝以及对戴用义齿的熟悉，患者及其舌体对义齿逐渐适应将会获得相对成功的下颌义齿固位和功能。

舌体的位置

医生可以通过指导患者模拟开口摄食的动作来检查舌体自然位置[41-43]。注意避免提及"舌头"一词，以防将患者的注意力吸引到检查目的上[41-43]。观察舌体位置，可将其分为正常位置或后缩位置。正常位置可定义为当舌体完全充满口底时，舌侧缘正好盖过后牙区无牙颌牙槽嵴，且舌尖搭在下颌前牙区牙槽嵴顶或正好位于其舌侧（图1.18a）。后缩位置可认为是舌体后缩以至于前方和侧缘暴露口底，并且舌侧缘位于无牙颌牙

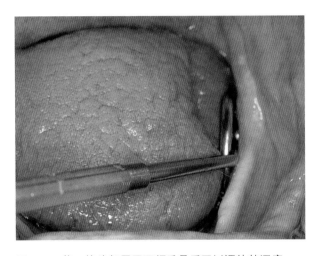

图1.17　将口镜头部置于下颌舌骨后区以评估其深度。

(a)

(b)

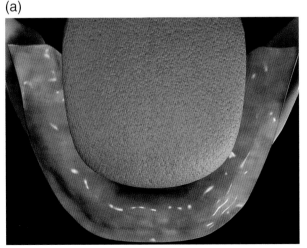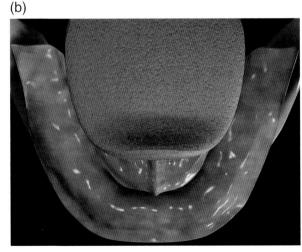

图1.18　（a）舌体正常位置；（b）舌体后缩位置。

槽嵴顶内侧或其后方（图1.18b）。此外，后缩状态的舌尖或位于口腔后部，或缩至舌体内部。大约2/3的患者舌体位置正常，而约1/3的患者舌体回缩[41-43]。

舌体位置影响了下颌总义齿基托边缘的设计和总体的义齿稳定性[41-43]。舌体位于口底的位置正常对于可预测的义齿基托边缘伸展和轮廓有利，能保持义齿的边缘封闭，并且增强义齿的稳定和固位。对于舌体后缩的患者，可通过让患者意识到其舌体回缩的情况，并指导他们有意识地保持正常舌体姿势来提高义齿的修复效果，从而增强义齿的固位和稳定。建议通过锻炼舌体来辅助保持正常舌体位置[41-43,45]。

中性区

中性区是指口腔内由舌体产生的向外力量能被唇颊产生的向内力量所抵消的区域[46-49]。通过指导患者张口，观察到的舌体与相邻唇颊之间可利用区域就是中性区的大致颊舌向宽度。通过这种方法，可将中性区划分为局限（图1.19a）、较小（图1.19b）或最优（图1.19c）。中性区适用于

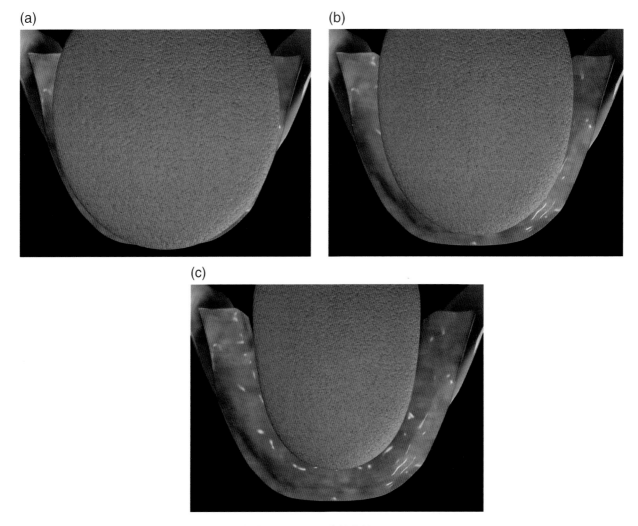

图1.19 （a）局限的中性区；（b）较小的中性区；（c）最优的中性区。

指导建立下颌义齿磨光面的生理性轮廓，并帮助决定了人工牙生理上在颊舌向合适的位置，这一点将在后文中细致讲解。

总结

对无牙颌患者进行仔细全面的检查可发现一些特定因素，将有助于明确预后并为最佳治疗提供关键信息。在充分评估患者后，治疗预后应被划分为优良、中等、一般和较差。通过组织的调整、修复前外科以及（或者）种植体植入可能改善预后。健康稳定的颞下颌关节能够提高整体的预后，并且是可靠的修复治疗的先决条件。

医生假定患者已经理解诊断过程中发现的问题以及治疗建议，但事实并非如此，这可能是导致患者对修复效果不满意的主要因素之一。医生必须对患者进行充分教育，反复提醒他们在首次评估时发现的不佳修复条件会对治疗过程和预期效果产生不利影响。在治疗早期，被提醒过的患者可以接受无法达到最优疗效的可能，然而如果在出现问题后进行解释则往往显得如借口一般。对于不理解或拒绝接受医生提前告知治疗效果的局限性的患者，不要开始治疗，这一点很重要。此外，患者必须接受治疗费用、修复体更换的频率，以及将定期维护也作为开始修复前告知的关键点。为此，作者开发了一款内含细致的检查表的软件，从而对全口义齿患者的检查、诊断、制订治疗计划以及预后判断均有帮助。

参考文献

[1] Sato, Y., Tsuga, K., Akagawa, Y., and Tenma, H. (1998) A method for quantifying complete denture quality. *J Prosthet Dent*, **80**, 52–57.

[2] Barone, J. V. (1964) Diagnosis and prognosis in complete denture prosthesis. *J Prosthet Dent*, **14**, 207–213.

[3] House, M. M. (1958) The relationship of oral examination to dental diagnosis. *J Prosthet Dent*, **8**, 208–219.

[4] McGarry, T. J., Nimmo, A., Skiba, J. F. *et al.* (1999) Classification system for complete edentulism. *J Prosthodont*, **8**, 27–39.

[5] Atwood, D. A. (1971) Reduction of residual ridges: A major oral disease entity. *J Prosthet Dent*, **26**, 266–279.

[6] Neil, E. (1932) *Full Denture Practice*. Marshall & Bruce, Nashville, TN, pp. 14–16, 81–83.

[7] Winkler, S. (2005) House mental classification system of denture patients: The contribution of Milus M. *House. J Oral Implantol*, **31**, 301–303.

[8] Koper, A. (1970) The initial interview with complete-denture patients: its structure and strategy. *J Prosthet Dent*, **23**(6), 590–597.

[9] Engelmeier, R. L., and Phoenix, R. D. (1996) Patient evaluation and treatment planning for complete-denture therapy. *Dent Clin North Am*, **40**, 1–18.

[10] Jamieson, C. H. (1958) Geriatrics and the denture patient. *J Prosthet Dent*, **1**, 8–13.

[11] Pickett, H. G., Appleby, R. G., and Osborn, M. O. (1972) Changes in the denture supporting tissues associated with the aging process. *J Prosthet Dent*, **27**(3), 257–262.

[12] Silverman, S. (1958) Geriatrics and tissue changes – problem of the aging denture patient. *J Prosthet Dent*, **8**, 734–739.

[13] Lang, B. R. (1994) A review of traditional therapies in complete dentures. *J Prosthet Dent*, **72**, 538–542.

[14] Niiranen, J. V. (1954) Diagnosis for complete dentures. *J Prosthet Dent*, **4**, 726–738.

[15] Ettinger, R. L. (2014) Dentures, in *The Encyclopedia of Elder Care. The Comprehensive Resource on*

Geriatric Health and Social Care, 3rd edn (eds.: E. A. Capezutti, M. L. Malone, P. R. Katz, and M. D. Mezey). Springer, New York, NY, pp. 211–214.

[16] Gibson, R. M. E. (1967) Panographic survey of edentulous mouths. Thesis. University of Michigan, Ann Arbor, MI, p. 43

[17] Niswonger, M. E. (1934) The rest position of the mandible and the centric relation. *J Am Dent Assoc*, **21**, 1572–1582.

[18] Massad, J. J., Connelly, M. E., Rudd, K. D., *et al.* (2004) Occlusal device for diagnostic evaluation of maxillomandibular relationships in edentulous patients: a clinical technique. *J Prosthet Dent*, **91**, 586–590.

[19] Angle, E. H. (1899) Classification of malocclusion. *Dent Cosmos*, **41**, 248–264.

[20] Jacobson, T. E., and Krol, A. J. (1983) A contemporary review of the factors involved in complete dentures. Part II: Stability. *J Prosthet Dent*, **49**, 165–172.

[21] Wiener, R. C., Wu, B., Crout, R., *et al.* (2010) Hyposalivation and xerostomia in dentate older adults. *J Am Dent Assoc*, **141**, 279–284.

[22] Sreebny, L. M. (1968) The role of saliva in prosthodontics. *Int Dent J*, **18**, 812–822.

[23] Kawazoe, Y., and Hamada, T. (1978) The role of saliva in retention of maxillary complete dentures. *J Prosthet Dent*, **40**, 131–136.

[24] Sheppard, I. M., and Sheppard, S. M. (1965) Maximal incisal opening – a diagnostic index? *J Dent Med*, **20**, 13–15.

[25] McHorris, W. H. (1974) TMJ dysfunction – Resolution before reconstruction. *J Eur Acad Gnathology*, **1**, 16–32.

[26] The glossary of prosthodontic terms, 8th edition (2005) *J Prosthet Dent*, **94**, 63.

[27] Carlsson, G. E. (1998) Clinical morbidity and sequelae of treatment with complete dentures. *J Prosthet Dent*, **79**, 17–23.

[28] Costello, B. J., Betts, N. J., Barber, H. D., and Fonseca, R. J. (1996) Preprosthetic surgery for the edentulous patient. *Dent Clin North Am*, **40**, 19–38.

[29] Tallgren, A. (1972) The continuing reduction of the residual alveolar ridges in complete denture wearers: a mixed-longitudinal study covering 25 years. *J Prosthet Dent*, **27**(2), 120–132

[30] Smith, D. E., Kydd, W. L., Wykhuis, W. A., and Phillips, L. A. (1963) The mobility of artificial dentures during comminution. *J Prosthet Dent*, **13**, 839–856

[31] Kelly, E. K. (1966) The prosthodontist, the oral surgeon, and the denture-supporting tissues. *J Prosthet Dent*, **16**, 464–478.

[32] Jahangiri, L., Devlin, H., Ting, K., and Nishimura, I. (1998) Current perspectives in residual ridge remodeling and its clinical implications: a review. *J Prosthet Dent*, **80**(2), 224–237.

[33] Appleby, R. C., and Ludwig, T. F. (1970) Patient evaluation for complete denture therapy. *J Prosthet Dent*, **24**, 11–17.

[34] Yrastorza, J. A. (1963) Surgical problems in edentulous jaws associated with denture construction: a review. *J Oral Surg Anesth Hosp Dent Serv*, **21**, 202–209.

[35] Miller, E. L. (1976) Sometimes overlooked: preprosthetic surgery. *J Prosthet Dent*, **36**, 484–490.

[36] Arbree, N. S., Yurkstas, A. A., and Kronman, J. H. (1987) The coronomaxillary space: literature review and anatomic description. *J Prosthet Dent*, **57**(2), 186–190.

[37] Massad, J. J., Ahuja, S., and Cagna, D. (2013) Implant overdentures: selections for attachment systems. *Dent Today*, **32**(2), **128**, 130–132.

[38] Sheppard, I. M., Sheppard, S. M. (1965) Maximal incisal opening – a diagnostic index? *J Dent Med*, **20**, 13–15.

[39] Levin, B. (1981) Current concepts of lingual flange design. *J Prosthet Dent*, **45**, 242–252.

[40] Neil, E. (1941) *The Upper and the Lower – A Simplified Full Denture Impression Procedure*. Chicago: Coe Laboratories, Inc., pp. 75–149.

[41] Wright, C. R., Swartz, W. H., and Godwin, W. C. (1961) *Mandibular Denture Stability – A New Concept*. Ann Arbor: The Overbeck Co. Publishers, pp. 7–17.

[42] Wright, C. R. (1966) Evaluation of the factors necessary to develop stability in mandibular dentures. *J Prosthet Dent*, **16**, 414–430.

[43] Wright, C. R., Muyskens, J. H., Strong, L. H., *et al.*

(1949) A study of the tongue and its relation to denture stability. *J Am Dent Assoc*, **39**, 269–275.

[44] Kingery, R. H. (1936) Examination and diagnosis preliminary to full denture construction. *J Am Dent Assoc*, **23**, 1707–1713.

[45] Kuebker, W. A. (1984) Denture problems: causes, diagnostic procedures, and clinical treatment. I. Retention problems. *Quintessence Int*, **10**, 1031–1044.

[46] Fish, E. W. (1933) Using the muscles to stabilize the full lower denture. *J Am Dent Assoc*, **20**, 2163–2169.

[47] Fish, E. W. (1964) *Principles of Full Denture Prosthesis*, 6th edn. Staples, London, pp. 36–37.

[48] Schiesser, F. J. (1964) The neutral zone and polished surfaces in complete dentures. *J Prosthet Dent*, **14**, 854–865.

[49] Ries, G. E. (1978) The neutral zone as applied to oral and facial deformities, in *Neutral Zone in Complete and Partial Dentures* (eds V. E. Beresin and F. J. Schiesser). 2nd edn. Mosby, St. Louis, MO, pp. 208–220.

第2章
重建下颌位置的方法
Orthopedic Resolution of Mandibular Posture

简介

长期使用总义齿导致渐进且持续的咬合垂直距离（OVD）的丧失是很常见的[1]。剩余牙槽嵴吸收（RRR）和人工牙磨耗是总义齿戴用者咬合垂直距离（OVD）丧失的主要原因[2-4]。咬合垂直距离不足的患者可能出现以下临床症状和体征：面下部高度降低，影响面部美观和功能，习惯性上下颌Ⅲ类关系[5]，口角炎和/或颞下颌关节弹响[1]。治疗这类患者的方法之一是重建一个面容上适合的咬合垂直距离[1]。使用新义齿增加咬合垂直距离的潜在问题是有可能导致发音和咀嚼功能的改变，无法接受的面部外观，肌肉不适，牙槽骨的加速吸收，剩余牙槽嵴的压痛，人工牙早接触和过大的上下人工牙接触撞击声以及过度张口[6-14]。

咬合垂直距离不足的患者习惯性下颌姿势位和随之已经适应变化的神经肌肉状态也给记录理想的𬌗关系带来了挑战[1]。在制作新义齿时记录的咬合垂直距离，可能由当前状态而记录了过低的咬合垂直距离或者是为了恢复面部美观而过

度增加了咬合垂直距离[1]。如果新义齿增加的咬合垂直距离超出了患者的生理耐受，那么则会导致许多问题。患者可能会出现发音改变、肌肉紧张、过度张口、牙齿早接触、义齿撞击声、强烈的异物感、疼痛以及加速骨吸收[6-14]。

对于现有修复体咬合垂直距离不足的患者，在诊断期测试和明确合适的颌位关系是很重要的。这可以通过制作治疗性义齿（诊断义齿）或调改旧义齿来实现[15-20]。调改现有的义齿相对制作新的治疗性义齿更加经济和省时。可以称调改后的义齿为咬合矫正装置，因为其保持了矫正后的下颌位置。重建的下颌位置可允许评估合适的颌位关系以及促进肌肉的去程式化，从而使患者在戴入新义齿前可以去适应颌位关系的变化。医生和患者也可以评估目标咬合垂直距离下的美观、功能和患者的舒适度。只有在临床医生评估各方面都合适及患者能够接受之后，才能够开始制作新的义齿[21-24]。

在将旧义齿改为咬合矫正装置之前，应该先确保旧义齿的适合性以及口内组织的健康[25]。不合适义齿的下方承托区软组织常常会发生移位、

Application of the Neutral Zone in Prosthodontics, First Edition. Joseph J. Massad, David R. Cagna, Charles J. Goodacre, Russell A. Wicks and Swati A. Ahuja.
© 2017 John Wiley & Sons, Inc. Published 2017 by John Wiley & Sons, Inc.
Companion website: www.wiley.com/go/massad/neutral

不适、易受创伤和/或发生严重变形[26]。在承托区软组织不理想的情况下取得的终印模和颌位关系极易不准确。适当应用组织调整材料改善义齿承托区组织的健康,获得理想的修复体适合性[26-28]。

调整受侵犯软组织,增强义齿稳定性

义齿承托区软组织的疼痛、炎症反应和/或受到刺激通常与义齿的不合适有关(图2.1)[26]。不规则的义齿组织面形态产生的压迫、咬合不均、维生素缺乏症或全身疾病都可能导致软组织的疼痛与炎症。这种情况常常由于口腔卫生状况差、吸烟和积聚过量的微生物而加剧。

在口腔环境下丙烯酸义齿基托树脂材料上定殖的微生物群和形成的生物膜会导致义齿性口炎。虽然已有证据表明只有几种特定的病原体是义齿菌斑形成中的基本元素,但传统的机会致病菌(如白色念珠菌)与义齿性口炎关系最密切。在制作新的义齿之前,必须改善义齿承托组织的

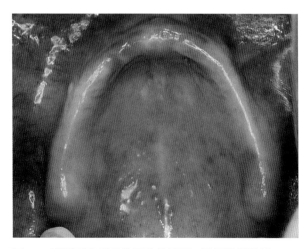

图2.1 配戴不合适义齿导致的受压、受损黏膜组织。

健康状况。应指导患者使用旋转式牙刷定期按摩剩余牙槽嵴,以帮助受损的软组织恢复。每天清洁义齿2次,并在复诊之前,停止配戴义齿48~72小时。

组织调整材旨在改善义齿承托区组织的健康状况,充当义齿基托和义齿承托区黏膜之间的垫层,并且在制作新的全口义齿的过程中保证现有义齿的适合性。这些材料的缺点是需要经常更换。因此,作者建议使用甲基丙烯酸乙酯聚合物(PermaSoft Denture Liner,Dentsply Intl)进行组织调整,因为这种材料仅需每年更换1次即可。

组织调整材的特性及使用方法

组织调整材,如甲基丙烯酸乙酯聚合物,最常以粉末/液体形式使用。通过混合粉末和液体而形成的黏弹性凝胶具有与树脂结合的性质。它们保持流动性和弹性,直到挥发出大量的酒精。应将义齿组织面准确而均匀地磨除一层,从而为组织调整材提供足够的空间(1~2mm)以发挥功效[28]。组织调整材的操作步骤如下。

操作方法

(1)用卡尺(博利氏规)测量现有修复体的咬合垂直距离(OVD)。使用组织调整材时要保持这个咬合垂直距离。使用组织调整材的目的是为了治疗受压受损的黏膜组织,并对咬合垂直距离产生尽可能小的改变。

(2)应该检查全口义齿边缘伸展和基托轮廓的准确性。对过伸展的义齿基托边缘应该使

用磨头进行合理的修整。范围较小的边缘伸展不足处可以用组织调整材进行补充。过大范围的边缘伸展不足时需要用光固化复合树脂进行调改。

① 对义齿基托进行适当调改，然后将适量的粘接剂涂抹在基托边缘。

② 将光固化复合树脂涂抹在义齿基托上，用调刀将材料覆盖到基托边缘。

③ 应用组织调整材时最好分上颌和下颌两次进行，以确保义齿边缘的伸展合适。

④ 边缘整塑（在第3章详细描述）由患者进行，以产生适合生理运动状态的义齿边缘伸展。

⑤ 使用固化光激活树脂的聚合，光照时注意不要导致材料变形。

⑥ 将义齿从口内取出，检查重衬树脂的移行和轮廓。可以进一步将义齿放置在光固化灯箱中完成材料的固化。

⑦ 调磨不规则的表面。

（3）应该将义齿组织面均匀并充分地磨除一层，以便为组织调整材提供足够的空间。应用染色剂有助于标记组织面（图2.2a）并确保组织面和边缘被均匀地磨除。技工室标准器械可以用来均匀和充分地去除义齿基托材料（图2.2b）。除了义齿组织面和边缘之外，将适当的隔离剂涂抹到义齿的其他表面。隔离剂将有助于去除多余的组织调整材，对义齿进行打磨抛光。

（4）根据使用说明，将长效组织调整材混匀，倒在义齿组织面上，用水门汀调拌刀将调整材均匀地覆盖在义齿组织面和整个义齿的边缘上（建议一次对一个义齿进行组织调整）。将两个义齿放置在口腔中，并引导患者在正中关系（CR）位咬合。放置了组织调整材的义齿通过与对颌义齿发生咬合而适当定位。在对一个义齿完成组织调整材的重衬后，再对对颌义齿重复这一过程。

(a)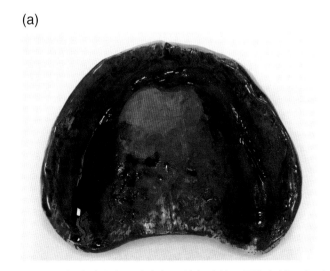

(b)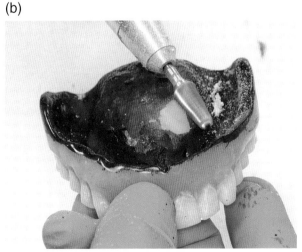

图2.2 （a）在上颌义齿组织面均匀涂抹一层染色剂；（b）使用技工室器械在组织面均匀磨除一层材料。

（5）再次完成边缘整塑以形成适应生理运动状态的边缘伸展。

（6）在组织调整材的初步聚合之后，将义齿从口腔中取出。然后将其置于含有温水的压力罐中20分钟，并以35N/cm（20磅/英寸）的压力加压以去除残余的单体。

（7）检查组织面，用锋利的剪刀或刀片修剪多余的材料（图2.3）。

组织调整材应具有1.0～1.5mm的均匀厚度。如果组织调整材的厚度超过2.0mm，义齿的美观性、固位性和稳定性将受到损害。如果义齿基托材料能够透过调整材显露出来，用磨头将显露区域再磨除一层，并且重复上述步骤，直到可以获得均匀的组织调整材层以达到期望的结果。在进行组织调整之后，整个义齿应该与承托区组织准确贴合，边缘伸展合适，以确保最佳的固位力、稳定性和舒适性。

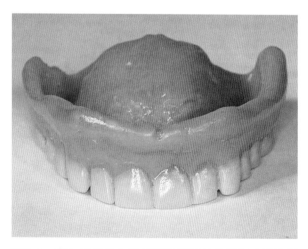

图2.3　在上颌义齿上使用组织调整材并进行功能性调整。

重建下颌位置

在开始制作最终义齿之前，为配戴咬合垂直距离过低的全口义齿（CD）患者重新建立适当的颌间关系是至关重要的[1]。一个合适的咬合调整器能够在制作新的修复体之前，在目标的咬合垂直距离上检查和评估患者的美观性、舒适性、发音和咬合功能[1]。它还有助于纠正由于现有义齿咬合不协调而导致习惯性的下颌姿势位。下面介绍使用口内哥特式弓描记法制作咬合调整器的步骤：

（1）验证是否需要制作咬合调整器。要做到这一点，我们必须确定休息位垂直距离（RVD）。

（2）可以在患者的鼻尖和颏部最突点的位置标记两个点，通过肌肉疲劳法，测量这两个点之间的距离，来测量休息位垂直距离。让患者配戴义齿，反复多次呼气、吸气，直到下颌肌肉疲劳、下颌骨下垂[29-30]。用卡尺测量和记录两点之间的距离。该测量值代表患者的生理休息位（PRP）或休息位垂直距离（图2.4a）。可以多次重复此过程，以得到一个重复测量值。要求患者闭上嘴巴（口内配戴现有义齿），并使用卡尺测量两点之间的距离，这个测量值代表了咬合垂直距离（图2.4b）。休息位垂直距离和咬合垂直距离之间的差值代表了颌间距离。颌间距离与患者的年龄、身体、情绪状况、疲劳状态以及一天中的时间有关[31]。根据Niswonger，咬合垂直距离一般应比休息位垂直距离小2.0～4.0mm。

(a) (b)

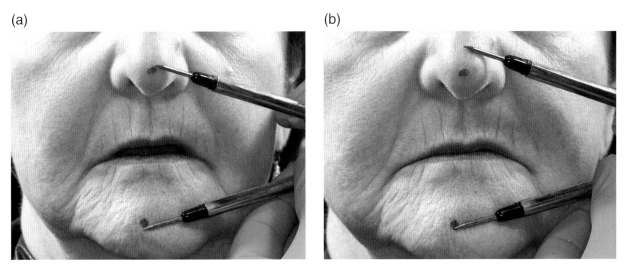

图2.4　（a）记录休息位垂直距离；（b）记录现有咬合垂直距离。

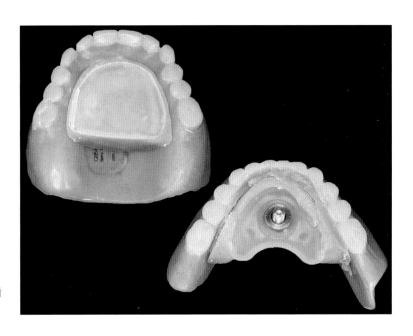

图2.5　哥特式弓描记板固定在上颌义齿上，描记钉固定在下颌义齿上。

伴随临床症状和过大颌间距离提示咬合垂直距离不足，证明患者需要咬合调整器。为了准确地制作咬合调整器，在义齿调改过程中，下颌必须垂直地定位于所期望的咬合垂直距离（比休息位垂直距离小2.0～4.0mm）。咬合调整器通过使用口内哥特式弓描记仪，记录下颌运动路径来定位。

（3）在组织调整之后，将哥特式弓描记板固定在上颌义齿上，并且根据使用说明用光固化或化学固化丙烯酸树脂将描记钉固定在下颌义齿上（图2.5）。

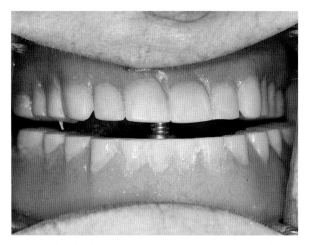

图2.6 描记钉支持目标咬合垂直距离时的正中关系位。

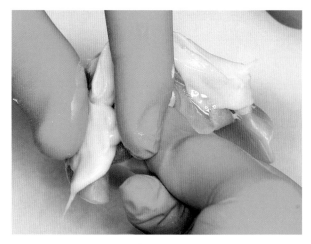

图2.7 将新鲜混合的树脂放置在下颌后牙𬌗面上。

（4）将固定有口内轨迹描记装置的上下颌义齿放入患者口内。

（5）指导患者闭口，直到描记钉触碰到描记板上。这时需要准确判断合适的咬合垂直距离。描记钉可以通过旋转来伸长或缩短，从而建立期望的咬合垂直距离、颌间距离（图2.6）。引导患者达到正中关系位，分析上下颌后牙之间的间距。

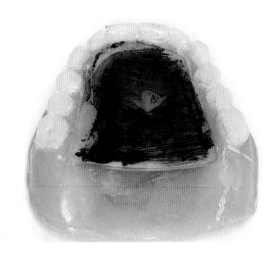

图2.8 在描记板上可以看到下颌运动轨迹。

（6）如果这个间隙<2.0 ~ 3.0mm，则要用器械磨低下颌修复体后牙𬌗面。垂直调磨上后牙颊尖，突出腭尖作为功能尖[32]。如果这个间隙是足够的，那么用器械打磨下颌修复体后牙𬌗面使之表面粗糙。

（7）在所有上颌牙的𬌗面/切端上涂抹合适的分离剂。在上颌描记板上涂抹染色剂。

（8）单体涂在下颌后牙的𬌗面上。将牙色的化学固化的甲基丙烯酸乙酯树脂调制好，放置于下颌后牙𬌗面上（图2.7）。在树脂处于"面团期"时，指导患者缓慢闭口，直

到描记针触碰到描记板。指导患者进行全方位的下颌运动（在期望的咬合垂直距离下保持描记针与描记板之间的接触）。强吸管伸入口内，让患者持续做下颌运动，直至丙烯酸树脂初步固化。

（9）将在功能状态下形成的咬合调整器从口腔中取出并进行检查。还要评估在上颌描记板上可见的下颌运动轨迹的准确性（图2.8）。如果有必要，可以在前牙上另外放

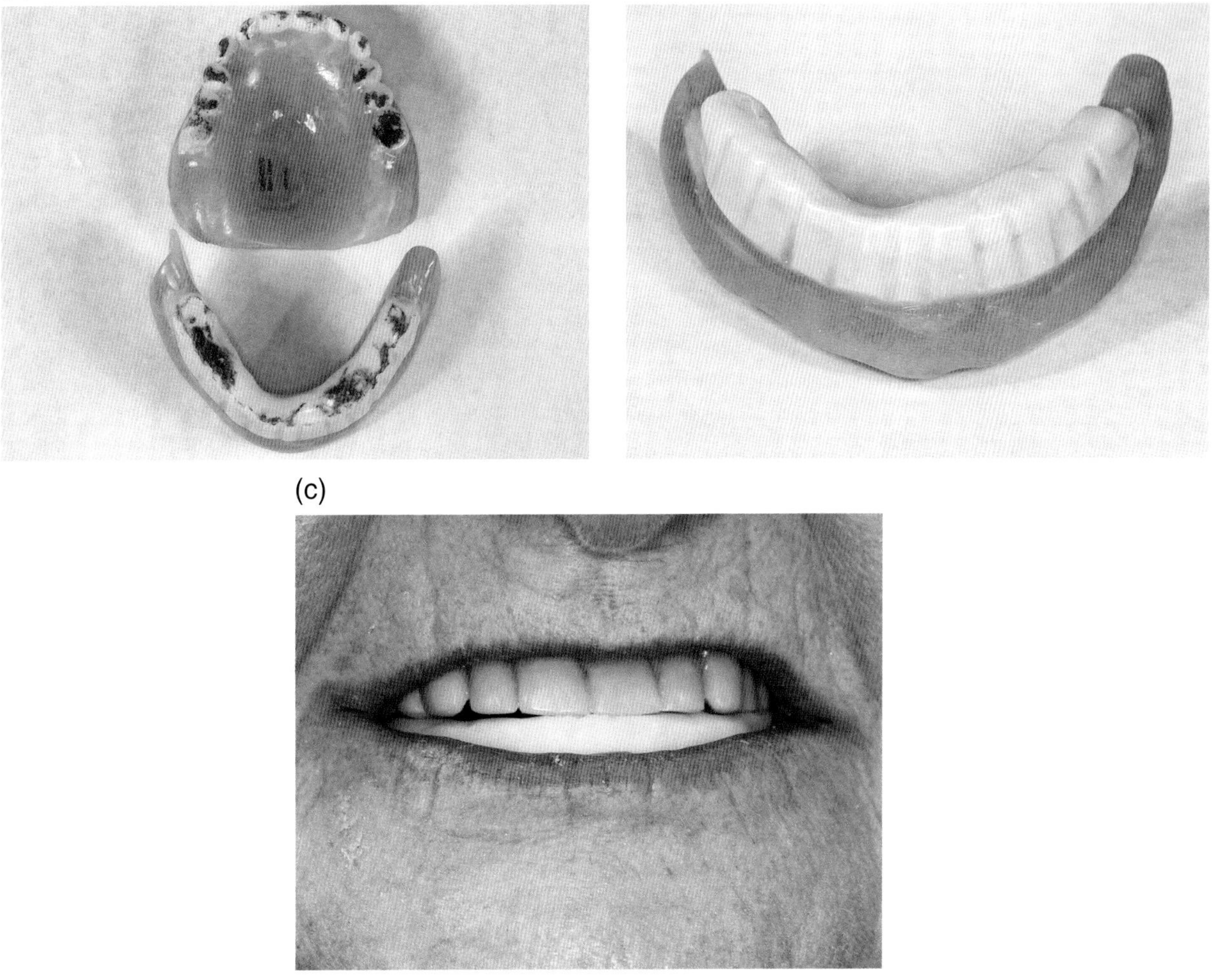

(a)

(b)

(c)

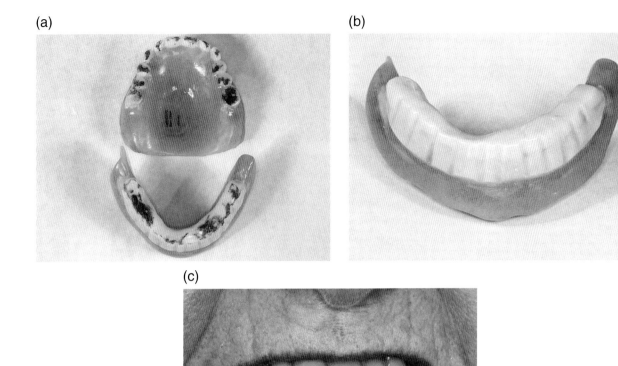

图2.9　（a）检查咬合接触点；（b）重建的下颌义齿咬合面形态；（c）咬合调整器制作完成和抛光后交付给患者配
戴。

置树脂来加长前牙，以避免开𬌗。新建立
的下颌运动路径，不应干扰前伸运动。当
所有要添加的树脂都添加结束后，将功能
状态下制作的咬合调整器置于含有温水的
聚合压力罐中20分钟，并以35N/cm（20磅/
英寸）的压强加压[33]。然后，对咬合调整
器周围多余的树脂进行打磨修整。将描记
板和描记针从义齿上去除，检查咬合（使
用咬合纸），必要时适当调𬌗（使用适当
器械），以达到双侧均匀稳定的咬合接触

（图2.9a）。检查调整器的适合度和形态
（图2.9b），完成制作、抛光后交付给患者
（图2.9c）[34]。指导患者配戴咬合调整器，
直到上下颌关系达到稳定。咬合调整器将
有助于重塑肌肉状态，并使患者习惯于新
的咬合垂直距离。

2天后患者复诊，并在接下来的4周里，每周
复诊，以确定患者是否感到不适，或能否在新建
立的咬合垂直距离上行使功能。根据每位患者的

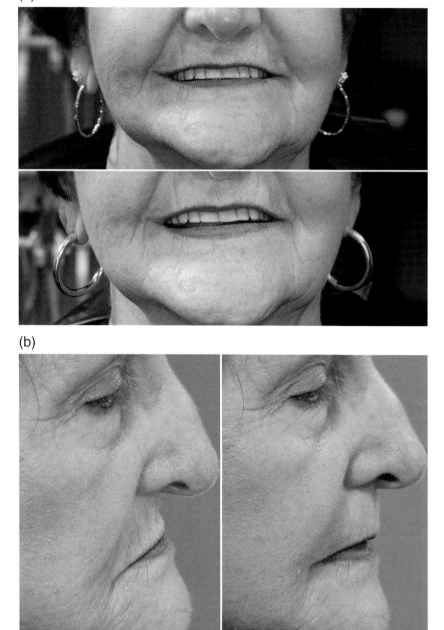

图2.10 （a）上图：患者调整咬合治疗前的正面观；下图：患者调整咬合治疗后的正面观；（b）左图：患者咬合调整治疗前的侧面观；右图：患者咬合调整治疗后的侧面观。注意：使用咬合调整器后，患者的咬合垂直距离和美学表现与之前都有很大差别。

情况，可适当调整殆面以增加或减少咬合垂直距离[13,35-36]。咬合调整器治疗所需的时间因患者而异。有些患者可能会在几周内适应，而其他患者则可能需要数月才能适应咬合调整器。只有当医生和患者都对美观性、功能和舒适性感到满意时（图2.10），才能继续新义齿制作的下一步。

总结

对于全口义齿治疗成功至关重要的是找到并记录在功能上和美观上都合适的咬合垂直距离与正中关系位。对于咬合垂直距离不足的患者，在制作新的修复体前的诊断阶段，医生和患者都应对上下颌骨关系将要发生的变化进行包括美观、语音、功能和舒适度等方面的评估。在诊断阶段建立的咬合垂直距离，患者和医生的接受程度对于取得可预测的治疗成功十分重要。本章介绍了为无牙颌患者制作诊断性咬合调整器的方法。制作过程包括：在制作新的修复体之前，对原有总义齿或原有总义齿的复制体进行调改，以对计划改变的咬合垂直距离进行评估。这种方法的优点是在口内放置垂直距离支撑器械，由患者进行主动下颌运动，在口内形成咬合调整器的咬合面。制作完成后，这个咬合调整器将不仅重建了垂直关系（咬合垂直距离）和水平关系（正中关系位），同时获得双侧均匀的咬合接触来保证功能和肌肉的和谐。使用咬合调整器的目的在于改善口内和口周肌肉的健康状态，并且记录准确的颌位关系（中性区）。

参考文献

[1] Massad, J. J., Connelly, M. E., Rudd, K. D., and Cagna, D. R. (2004) Occlusal device for diagnostic evaluation of maxillomandibular relationships in edentulous patients: a clinical technique. *J Prosthet Dent*, **91**, 586–590.

[2] Ismail, Y. H., George, W. A., Sassouni, V., and Scott, R. H. (1968) Cephalometric study of the changes occurring in the face height following prosthetic treatment. I. Gradual reduction of both occlusal and rest face heights. *J Prosthet Dent*, **19**, 321–330.

[3] Tallgren A. (2003) The continuing reduction of the residual alveolar ridges in complete denture wearers: a mixed-longitudinal study covering 25 years. *J Prosthet Dent*, **89**, 427–435.

[4] Tallgren, A., Lang, B. R., Walker, G. F., and Ash, M. M. Jr. (1980) Roentgen cephalometric analysis of ridge resorption and changes in jaw and occlusal relationships in immediate complete denture wearers. *J Oral Rehabil*, **7**, 77–94.

[5] Wagner, A. G. (1989) Complete dentures with an acquired protrusive occlusion. *Gen Dent*, **37**, 56–57.

[6] Niswonger, M. E. (1934) The rest position of the mandible and the centric relation. *J Am Dent Assoc*, **21**, 1572–1582.

[7] Thompson, J. R. (1946) The rest position of the mandible and its significance to dental science. *J Am Dent Assoc*, **33**, 151–180.

[8] Niiranen, J. V. (1954) Diagnosis for complete dentures. *J Prosthet Dent*, **4**, 727–738.

[9] Porter, C. G. (1955) Cuspless centralized occlusal pattern. *J Prosthet Dent*, **5**, 313–318.

[10] Boucher, C. O. (1970) *Swenson's Complete Dentures*. 6th edn. Mosby, St. Louis, MO, pp. 113–126.

[11] Friedman, S. (1988) Diagnosis and treatment planning, in *Essentials of Complete Denture Prosthodontics*, 2nd edn (ed. S. Winkler). Ishiyaku Euro America, St. Louis, MO.

[12] Kuebker, W. A. (1984) Denture problems: Causes, diagnostic procedures, and clinical treatment. II. Patient discomfort problems. *Quintessence Int*, **15**, 1131–1141.

[13] Lyons, M. F. (1988) A review of the problem of the occlusal vertical dimension of complete dentures. *N Z Dent J*, **84**, 54–58.

[14] Jeganathan, S., and Payne, J. A. (1993) Common faults in complete dentures: a review. *Quintessence Int*, **24**,

483–487.

[15] Hansen, C. A. (1985) Diagnostically restoring a reduced occlusal vertical dimension without permanently altering the existing dentures. *J Prosthet Dent*, **54**, 671–673.

[16] O'Grady, J. F., Reade, P. C. (1986) An occlusal splint for patients with dentures. *J Prosthet Dent*, **55**, 250–251.

[17] Dabadie, M., and Renner, R. P. (1990) Mechanical evaluation of splint therapy in treatment of the edentulous patient. *J Prosthet Dent*, **63**, 52–55.

[18] Palla, S. (1997) Occlusal considerations in complete dentures, in *Science and Practice of Occlusion* (ed. C. McNeill). Quintessence, Chicago, IL, pp. 457–467.

[19] Rudd, K. D., and Morrow, R. M. (1985) Duplicate dentures, in *Dental Laboratory Procedures: Complete Dentures*, Vol. **1**, 2nd edn (eds K. D. Rudd, J. E. Rhoads, and R. M. Morrow). Mosby, St. Louis, MO, pp. 339–363.

[20] Lindquist, T. J., Narhi, T. O., and Ettinger, R. L. (1997) Denture duplication technique with alternative materials. *J Prosthet Dent*, **77**, 97–98.

[21] McHorris, W. H. (1976) TMJ dysfunction – resolution before reconstruction, in *Oral Rehabilitation and Occlusion with some Basic Principles on Gnathology*, Vol. **5** (ed. C. E. Stuart). C. E. Stuart Gnathological Instruments, Ventura, CA, pp. 151–167.

[22] McHorris, W. H. (1980) Treatment of TMJ dysfunction. *J Tenn Dent Assoc*, **60**, 21–32.

[23] McHorris, W. H. (1986) Centric relation: defined. *J Gnathology*, **5**, 5–21.

[24] Capp, N. J. (1999) Occlusion and splint therapy. *Br Dent J*, **186**, 217–222.

[25] Lang, B. R. (1994) A review of traditional therapies in complete dentures. *J Prosthet Dent*, **72**, 538–542.

[26] Lytle, R. B. (1957) The management of abused oral tissues in complete denture construction. *J Prosthet Dent*, **7**, 27–42.

[27] Chase, W. W. (1961) Tissue conditioning utilizing dynamic adaptive stress. *J Prosthet Dent*, **1**(11), 804–815.

[28] Gonzalez, J. B. (1977) Use of tissue conditioners and resilient liners. *Dent Clin North Am.*, **21**, 249–259.

[29] Carlsson, G. E. (1997) Biological and clinical considerations in making jaw relation records, in *Boucher's Prosthodontic Treatment for Edentulous Patients*, 11th edn (eds G. A. Zarb, C. O. Boucher, G. E., Carlsson, and C. L. Bolender). Elsevier, St. Louis, MO, pp. 197–219.

[30] Pleasure, M. A. (1951) Correct vertical dimension and freeway space. *J Am Dent Assoc*, **43**, 160–163.

[31] Atwood, D. A. (1958) A cephalometric study of the clinical rest position of the mandible. Part III: Clinical factors related to variability of the clinical rest position following the removal of occlusal contacts. *J Prosthet Dent* **8**, 698–708.

[32] Parr, G. R., and Loft, G. H. (1982) The occlusal spectrum and complete dentures. *Compend Contin Educ Dent*, **3**, 241–250.

[33] Rudd, K. D., Morrow, R. M., and Halperin, A. R. (1985) Repairs, in *Dental Laboratory Procedures: Complete Dentures*, Vol. **1**, 3rd edn. (eds K. D. Rudd, J. E. Rhoads, and R. M. Morrow). Mosby, St. Louis, MO, pp. 383–412.

[34] Zarb, G. A. (1997) Relining or rebasing of complete dentures, in *Boucher's Prosthodontic Treatment for Edentulous Patients*, 11th edn (eds G. A. Zarb, C. O. Boucher, G. E., Carlsson, and C. L. Bolender). Elsevier, St. Louis, MO, pp. 390–399.

[35] Kuebker, W. A. (1984) Denture problems: causes, diagnostic procedures, and clinical treatment. II. Patient discomfort problems. *Quintessence Int*, **15**, 1131–1141.

[36] Kuebker, W. A. (1984) Denture problems: causes, diagnostic procedures, and clinical treatment. III/IV. Gagging problems and speech problems. *Quintessence Int*, **15**, 1231–1238.

第3章
制取终印模
Definitive Impressions

取模前的考虑

全口义齿印模体现的是无牙颌口内结构的阴模形态[1]。不精确的印模会导致义齿贴合不良、稳定性欠佳。在取终印模之前，义齿承托区的组织应该是健康且形态稳定的，没有病理性改变、压痛、炎症或变形。与治疗相关的系统性疾病、饮食问题、慢性创伤和骨形态异常等都应提前得到解决。在义齿承托区，在黏膜不具备良好状态的情况下，制作总义齿会导致远期组织健康的恶化和修复效果的折损[2]。

背景

全口义齿印模技术在口腔学发展中有着悠久的历史。其中包括3个主要的观点：①压力式印模；②最小压力印模；③选择性压力印模[3-5]。第一种观点，需要对口内组织施加一定压力，来获取在承压情况下的口内组织的形态。虽然这种技术如今已很少用于印模的制取，但该技术的改良在义齿的重衬治疗中却具有实际意义。最小压力印模技术采取的是黏膜静止状态下的形态。与第一个观点完全相反，使用该技术取印模时要求对印模下方组织结构不施加任何压力，记录黏膜完全放松，无任何移位的状态。尽管实现完全无压力的状态不切实际，但现在广泛使用的高流动性印模材可以很大程度地避免组织受压变形。选择性压力印模技术主张根据口内特定解剖结构分区域给予压力，以便将功能性压力集中加载在主承托区。个别托盘一直很受欢迎，尤其是可以为非承托区组织提供更多缓冲的空间。此外，个性化托盘的边缘也能更好适应前庭的功能性伸展。现在，该理论的各种改进方法被广泛接受与应用[6]。

大多数的口腔医学院传授给学生的是多步骤选择性压力印模技术，包括初印模，在初印模型上制作终印模个别托盘，口内进行边缘整塑，使用具有适宜流动性能的印模材制取终印模[7-8]。

印模的基本原则

制取无牙颌患者印模终印的目标如下[9-11]。

Application of the Neutral Zone in Prosthodontics, First Edition. Joseph J. Massad, David R. Cagna, Charles J. Goodacre, Russell A. Wicks and Swati A. Ahuja.
© 2017 John Wiley & Sons, Inc. Published 2017 by John Wiley & Sons, Inc.
Companion website: www.wiley.com/go/massad/neutral

以下原则能帮助获得具有良好支持、稳定和固位效果的最终义齿并维持组织健康。

（1）印模应该包括口面部肌肉功能活动范围内的整个承托区。最大的覆盖面积可以分散咀嚼压力，减少单位面积上承担的咬合力量。

（2）印模应该与义齿承托区黏膜有最大面积的接触，以保证最终义齿的适合性。

（3）印模的边缘要根据生理功能运动来确定，这样义齿才能与义齿承托区和相邻组织的解剖及功能相适应。

（4）印模的范围包括全口义齿应该覆盖的所有组织面。

为了取出精确的印模，我们应该了解每个无牙颌患者口内的解剖结构及其对应的生理功能，并且能够识别和获得肌肉功能运动时的形态。印模在牙弓前庭沟底的延伸应该缓冲避让系带并且通过相关肌肉的功能运动来重塑，也因此可以确定最终义齿的边缘。兼具加法和减法两种操作性能的印模材更适合达到这个目的。要特别注意，系带区域、口底和下颌舌骨后窝等有生理运动的区域不能受压或过伸展[12]。上腭后部封闭区是软组织区域，位于软硬腭交界区的后部，在该区域上稍加生理性压力可以增加上颌总义齿的固位力。因此，在上颌印模上取出腭后部封闭区的延伸非常重要[13]。

在取终印模的过程中，我们应该知道哪些区域需要适度施加压力，哪些区域应该施加最小压力[14]。在上颌无牙颌中，硬腭的水平部分、上颌结节、腭皱和牙槽嵴（如果表面被覆稳定、健康且不移位的黏膜）应该适当加压。这些都是上颌的应力承托区。腭中缝和切牙乳突区域应该缓冲，施加最小压力。在取下颌无牙颌印模时，颊棚区、牙槽嵴和磨牙后垫（稳定部分）是应力承托区，应该施加适当的压力。松软牙槽嵴和舌侧延伸区域应该施加更小的压力。

印模材

一直以来，多种多样的可以用来制取无牙颌印模的材料受到很多关注。这些材料包括石膏、可塑性印模膏、氧化锌丁香酚膏、藻酸盐、聚硫橡胶、聚醚橡胶和加成型硅橡胶（VPS）。所有这些材料可以在经验丰富的医生手中充分发挥作用。

加成型硅橡胶是近期临床上使用比较广泛的制取终印膜的材料。VPS因有不同的黏度（超轻体、轻体、中体、重体和油泥型）而有不同的工作时间。VPS可以按顺序加到聚合材料里，形成分层结构。重体材料有足够的工作时间和黏度，可以为印模托盘和主应力承托区提供边缘整塑，而流动性高的材料则可以获得可移位组织的未变形细节[15]。加成型硅橡胶易操作、可消毒、精确度高、撕裂强度良好、可长时间保持尺寸稳定性。这些材料有良好的弹性和湿润性，可以增加口内组织的细节记录和石膏模型的完整性[16]，并且可以在一个印模上重复灌制多副模型。

无牙颌印模托盘

在取印模的过程中，我们应该考虑印模托盘

的物理性质和操作性。一直以来，使用个别托盘来制取无牙颌终印模，是获得精确印模的重要步骤。现在印模材和印模托盘的发展使得个别托盘并非是一项必要步骤[15]。目前，成品托盘可以塑形，用以适应无牙颌患者解剖结构的尺寸和轮廓。因此，不再需要制取初印模和制作个别托盘。使用成品托盘来取终印模，需要满足以下要求[15]：

（1）托盘要足够坚硬，可以进行边缘整塑和支撑印模材。
（2）托盘要有各种大小型号来适应不同无牙颌牙弓。如果大托盘用于小牙弓或小托盘用于大牙弓，则会导致组织变形。
（3）托盘边缘可以磨短或加长，防止软组织移位变形，记录前庭沟的生理延伸。
（4）托盘的设计可以提供印模材的固位。
（5）托盘柄不能干扰边缘整塑运动。

专业热塑性成品托盘是专门为满足无牙颌患者需求而设计的托盘，可以用来制取终印模，现已经大量生产（Massad无牙颌印模托盘）。托盘由聚苯乙烯多聚物组成，可以根据特定患者的无牙颌解剖和生理形态来定制。托盘的设计包括前庭边缘的外形、固位槽和符合人体工学的指状支托。托盘上的固位槽设计可以帮助记录义齿承托区软组织变形移位最小情况下的形态，并且提供印模材的机械固位。指状支托可以使托盘保持稳定，并且分散义齿承托区的压力。设计良好的托盘柄不会干扰边缘整塑运动。

传统总义齿的一步取终印模法

技术的创新可以简化取印模的步骤，减少临床就诊次数[17]。

托盘的选择和调整

作为一个准备步骤，在托盘放入口内取印模之前，应该对口内义齿承托区的软组织进行清洁和润湿。医生可以让患者抿一口温水，在口内含一会儿，然后使用旋转振动或脉冲牙刷来按摩口内义齿承托区的软组织。要注意，在把水漱掉之前不要让水漏出。这一步不仅可以按摩润湿口内组织，而且可以清洁口内食物残渣，这些食物残渣可能会影响托盘塑形或制取印模。

这种成品的上下颌托盘各有5种型号。成品托盘的大小是否合适是通过在牙槽嵴后1/3（上颌是上颌结节，下颌是磨牙后垫）放置卡尺来测量。测量结果与牙槽嵴大小相关。选择好托盘后在口内验证一下。托盘可以通过加热塑形以提高托盘与患者牙弓的适合性，托盘可以放置在恒温加热的165℉（1℉=17.2℃）的水浴锅内20～30秒或直到托盘材料变软（图3.1）。医生可以使用面颊牵开器使托盘更容易进入口腔。在托盘变软后，立即放入患者口内并指导患者进行各种功能运动以整塑托盘的边缘（图3.2）。

托盘材料5～10秒后变硬。托盘硬固之后从口内取出并分析托盘的精确度。必要情况下，托盘和托盘的边缘可以使用涡轮手机或直接火上加热塑形来进行调整。理论上来说，托盘的边缘应该位于前庭沟的中间，并且边缘厚度不会侵犯软组织。

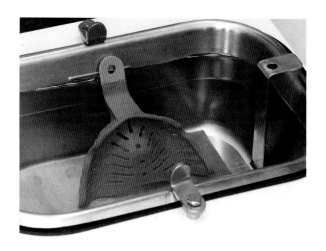

图3.1　上颌热塑性托盘在水浴锅中浸泡。

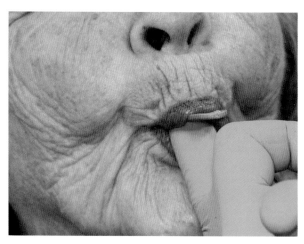

图3.2　患者进行各种功能运动来整塑热塑性托盘。

制作托盘止点

制取终印模需要在口内多次放置印模托盘。托盘止点在取印模的时候非常重要，可以实现稳定可重复的托盘放置位置。托盘止点可以达到很多目的，如表3.1所示[15]。

在上颌托盘的4个位置（切牙、磨牙和上腭中部）注射4个五分硬币大小的低流动性VPS印模材，并把托盘放置到患者口内。在下颌托盘中，止点有3个位置（切牙和双侧磨牙区域）。托盘放置于中间位置，并分别放置于上下牙弓，距离前庭沟底2～3mm。印模材聚合时间为2分钟。随后取出托盘，对托盘进行调整后再用于取模。托盘止点修整为刃状边缘，避免止点对软组织的压迫（图3.3）。

印模托盘的边缘整塑

边缘整塑的过程是"通过邻近组织的功能运动或手动整塑，对印模托盘的边缘进行塑形，复制前庭沟底的轮廓和尺寸"。边缘整塑对确定合适长度和尺寸的义齿边缘有一定帮助，对边缘封闭很重要。过伸展的义齿边缘可能会侵犯肌肉附着，导致软组织疼痛溃疡，进行功能运动时义齿容易移位。将低流动性VPS置于上颌托盘的边缘

表3.1　托盘止点的目的

- 提供托盘放入的稳定路径。
- 提供印模材的合适空间。
- 辅助把托盘固定在中间位置，避免取印模过程中托盘旋转。
- 在患者功能整塑过程中，辅助固定托盘。
- 在取终印模的时候，防止托盘过度下压。

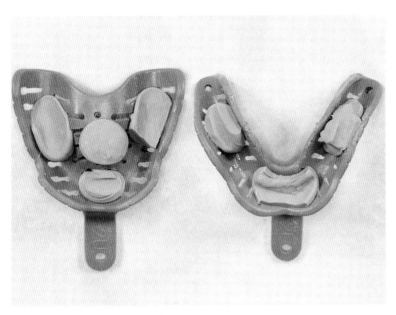

图3.3 上下颌托盘的托盘止点。

（图3.4），在托盘止点的辅助下，将托盘放置于口腔中央。

上颌托盘边缘进行生理性功能整塑的操作方法列在表3.2中。下颌托盘边缘进行生理性功能整塑的操作方法列在表3.3中。

印模材完全硬固之后，将印模托盘从口内取出，检查是否把口内的解剖形态和功能细节复制到印模上。用涡轮或锐利刀片将托盘暴露的区域刮除1～2mm。非承托区的组织给予缓冲。所有的边缘都缓冲1～2mm，然后用来取终印模（图3.10）。

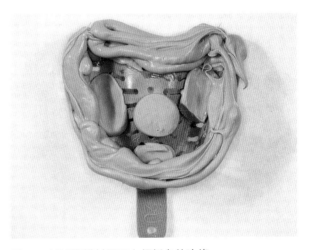

图3.4 VPS印模材置于上颌托盘的边缘。

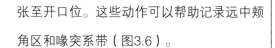

表3.2　上颌托盘边缘整塑的操作方法

（1）牵拉人中，上唇向下，记录唇系带形态。

（2）患者做出吮吸动作（图3.5）来记录唇侧前
庭沟延伸形态。

（3）用拇指和食指捏住口内颊部，向前下方牵
拉，记录颊系带和颊侧前庭延伸形态。

（4）指导患者进行下颌左右侧方移动，并向下微

张至开口位。这些动作可以帮助记录远中颊
角区和喙突系带（图3.6）。

（5）捏住患者鼻孔，让患者从鼻孔呼气（图
3.7）（瓦尔萨尔瓦动作）。这可以使软腭
向下运动至功能位来形成上腭后部边缘。

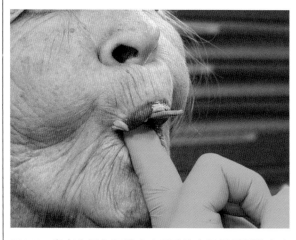

图3.5　患者上唇向下做出吮吸动作来记录唇侧前庭沟
延伸形态。

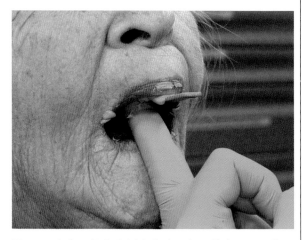

图3.6　患者下颌左右侧方移动，向下微张至开口位，
这些动作可以帮助记录远中颊角区和喙突系带。

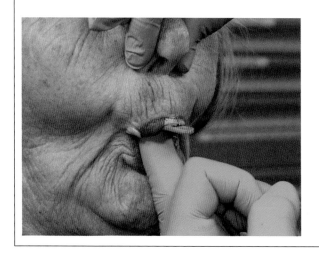

图3.7　捏住患者鼻孔，并让患者从鼻孔呼气，这可以
辅助形成上腭后部边缘。

表3.3 下颌托盘边缘整塑的操作方法

（1）指导患者舌尖向前伸直，并左右运动，再舔口内上方，然后吞咽。这些动作可以记录舌侧口底和下颌舌骨后窝的形态，不过度延伸。

（2）牵下唇向上向前，这可以记录下唇系带和唇侧前庭沟的延伸形态。

（3）通过下颌托盘上的指托固定下颌托盘（图3.8），指导患者噘嘴吮吸。这可以记录唇颊侧前庭沟形态。

（4）用拇指和食指捏住口角，向上向前牵拉，这可以记录颊侧系带和远颊前庭沟。

（5）患者张口，当医生在下颌托盘上施力的时候，让患者在医生手指上闭口（图3.9）。咬肌的激活可以使颊肌膨出，可以在印模上记录咀嚼肌形成的凹陷，也可以辅助明确磨牙后部与磨牙后垫的延伸形态。

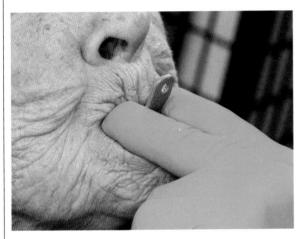

图3.8 固定下颌托盘，指导患者噘嘴吮吸。这可以记录唇颊侧前庭沟形态。

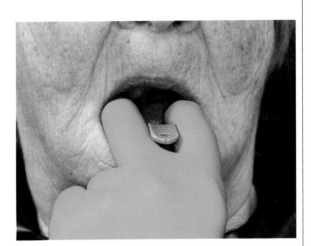

图3.9 患者张口，当医生在下颌托盘上施力的时候，让患者在医生手指上闭口，这可以明确义齿后部与磨牙后垫的延伸形态。

终印模

取终印模的VPS的黏度是否合适需要根据义齿承托区的组织条件（组织特性和动度）进行选择。中体/轻体VPS用于稳定不移位的组织。对于松软可移位的组织，应该磨除一部分印模材来进行缓冲，并使用超轻黏度VPS来制取印模。根据义齿承托区组织的条件，不同黏度的印模材可以同时混合使用。

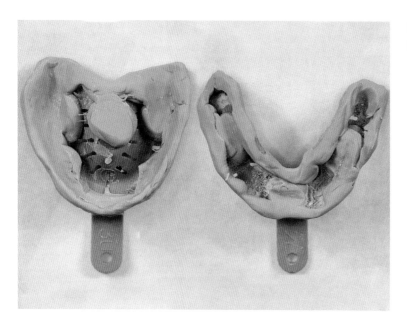

图3.10　边缘整塑和缓冲后的上下颌印模托盘。

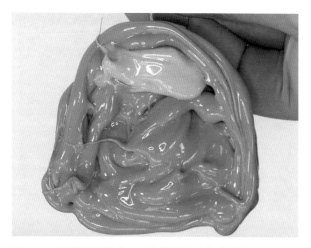

图3.11　两种不同黏度VPS印模材和上颌印模托盘。

在托盘上放选择好的VPS印模材（图3.11），放到口内直到感觉到组织止点接近黏膜而带来的轻微阻力。按照上述动作进行边缘整塑，来复制口内的边缘形态。等VPS印模材完全硬固之后，从口内取出印模，检查解剖功能形态和各个表面细节（图3.12）。如果有必要的话，可以用尖锐的刀片来修剪多余的边缘。患者可以自己从口内取出托盘，这样他们自己可以感受到新义齿的固

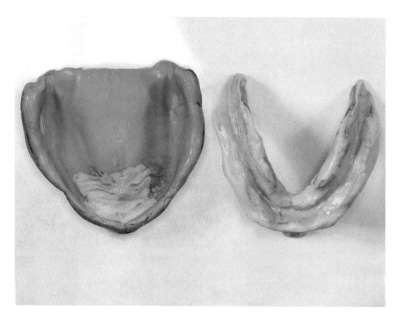

图3.12　上颌和下颌的无牙颌终印模。

位。如果患者对印模固位不满意，可以选择种植义齿修复。

种植体辅助覆盖全口义齿修复和即刻义齿修复的一步取终印模法

使用种植体来提供义齿的支持、稳定和固位，已经成为无牙颌患者一个很好的治疗方法。与传统黏膜支持式义齿相比，种植体支持的义齿可以提高口内舒适度与功能[18-23]。硅橡胶印模材可以取出义齿承托区和周围组织的解剖形态，也能稳定记录种植体的位置和每颗种植体的形态[24]。

种植覆盖全口义齿的硅橡胶取模技术包括覆盖义齿附着体的选择、托盘的选择和调整、托盘止点、边缘整塑和制取终印膜。

附着体的选择

应该根据种植体的数量和不同的附着体系统的结构，为无牙颌患者选择合适的附着体。种植体数量可以是2~4个不等，这时依靠独立的基台提供义齿固位但仍依靠黏膜提供支持；数量可以是4个或更多，此时种植体上部的连接杆提供义齿的固位和支持。

种植覆盖义齿

种植覆盖义齿的多种附着体系统已经研发并销售。一些系统设计成直接法连接固位组件。其他系统是使用间接方法，包括在印模中使用转移

装置（图3.13）。

工作模型应有传统覆盖义齿所需要的解剖形态和未来结合于义齿基托的附着体部分。一般使用"闭窗印模法"印模技术来制取独立种植体的印模。

托盘选择

仔细检查牙弓的大小，选择合适的成品托盘。热塑型成品托盘（制取有余留牙和种植体印模的Massad硬质托盘，图3.14）是一种聚苯乙烯基聚合物，有3个尺寸型号的上颌托盘和下颌托盘：小、中、大。这些托盘都是透明的，可以进行直观的尺寸判断，并且可以通过加热对托盘进行塑形。在托盘和所有的种植体基台及其附件之间必须有足够的空间。

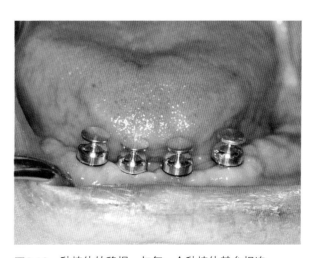

图3.13　种植体转移帽：与每一个种植体基台相连。

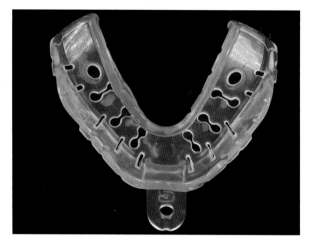

图3.14 取种植体印模的热塑型成品托盘。

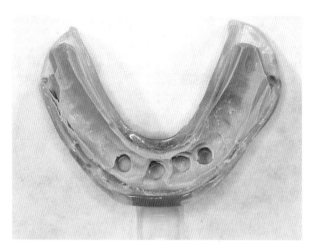

图3.15 使用硬质硅橡胶印模材来制作托盘止点。

印模技术

为了使托盘可以重复放置于同一位置，在使用低流动性印模材之前可以先制作托盘止点（图3.15）。使用上文所提及的方法，用低流动性印模材来进行边缘整塑（图3.16）。从患者口中取出托盘，边缘刮除缓冲1~2mm，为取终印模做准备。同时对种植体连接部分进行保护和缓冲。

将低流动性和高流动性的VPS印模材放置在托盘上。托盘上种植体印模帽所在区域放置低流动性印模材。在托盘的其他地方放置高流动性印模材。在口内种植体转移杆周围注射高流动性印模材。将托盘放入口内，利用托盘止点和托盘边缘来引导托盘就位。分区进行边缘整塑。当印模材硬固后，小心取出托盘，仔细检查印模是否含有正确的解剖和功能以及表面细节（图3.17）。可以使用前文提及的加法和减法来进行调整。

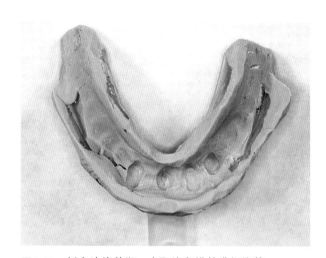

图3.16 托盘边缘整塑，在取终印模前进行修整。

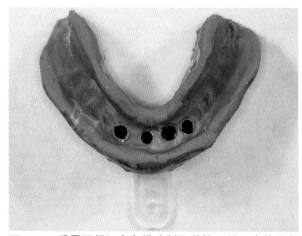

图3.17 采用下颌闭窗印模法制取种植覆盖义齿的终印模。

种植体固位和支持的覆盖义齿

分散的独立基台可以为种植覆盖全口义齿提供固位和支持。本节将讨论杆式支持义齿的取模过程[25]。

制作商提供转移帽，转移帽可以拧在口内的组件上，在取模的过程中使用。转移过程可以在种植体水平转移，也可以在基台水平转移。最终的工作模型保留着连接杆的转移平台，是覆盖义齿上的固位元件。杆卡固位的义齿印模一般用"开窗取模"技术。前文提及的热塑性全口义齿托盘可以在此使用。口内的种植体水平或基台水平可以直接进行转移取模（图3.18）。

估算大致位置，用钻针在托盘上打孔，取模的时候，转移杆可以从托盘穿出。与前文一样，使用低流动性硅橡胶印模材制作托盘止点。转移杆周围邻近区域需要进行缓冲（图3.19）。

在放置低流动性印模材之前进行边缘整塑。

种植体区域注射低流动性印模材，托盘上的其他位置注射高流动性印模材。放入口内合适位置后，从托盘的孔中清理多余的印模材，暴露固定螺丝。硅橡胶印模材聚合后，拧松螺丝，从口内取出印模，印模上带有转移杆。要注意检查终印模上转移杆的连接是否合适，印模组织面是否有合适的解剖、功能结构和表面细节（图3.20）。转移杆和替代体连接以后，在印模上的转移杆周围注射软组织替代材料，这样最终的模型上会有

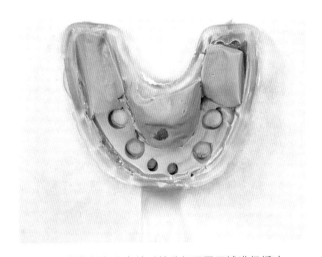

图3.19　制作托盘止点并对转移杆周围区域进行缓冲。

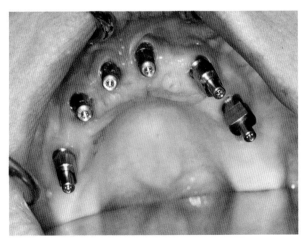

图3.18　连接在种植体上的直接转移杆。

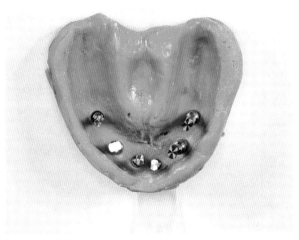

图3.20　制作种植覆盖全口义齿的"开窗取模"终印模。

(a)

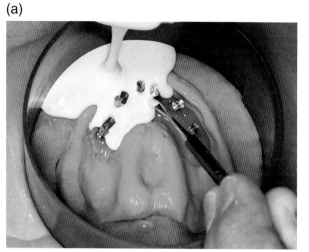

(b)

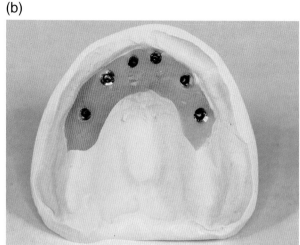

图3.21 （a）种植体替代体连接到转移杆上，灌制模型前先在软组织区域用人工牙龈进行占位；（b）软组织水平种植体的最终模型。

人工牙龈（图3.21）。

即刻义齿

硅橡胶印模材有很多优点，使用硅橡胶印模材可以很方便地进行一步法取即刻义齿的终印模[26]。选择合适大小的有齿透明热塑性托盘，并且根据牙弓来相应调整。使用硬体硅橡胶，利用剩余牙和牙槽嵴来制作托盘止点（图3.22）。将低流动性印模材放在托盘周围，根据止点引导托盘放入口内。使用前文描述的方法进行边缘整塑（图3.23）。

对于牙列缺损的患者，这个步骤使用弹性印模材，就算印模材会进入倒凹，印模也能够从口内取出。在取出印模之前，确认边缘并且进行缓冲。在取终印模时，缺牙区域使用手调高流动性硅橡胶印模材，余留牙周围手调超高流动性硅橡胶印模材（图3.24）。超高流动性硅橡胶抗撕裂强度较低，可以更容易从患者口内取出印模，也

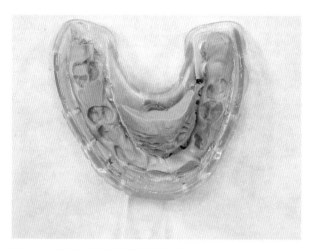

图3.22 即刻义齿终印模的托盘止点。

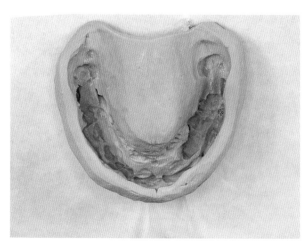

图3.23 印模边缘整塑。注意：制取终印模前需要将印模边缘去除1~2mm。

减少了牙齿折断的可能性（特别是那些容易折断的牙齿，或由于长时间牙周炎导致的临床冠高度较高的牙齿）。

根据托盘止点引导，将托盘放入口内。重复边缘整塑的动作。当硅橡胶印模材硬固之后，取出托盘，并且检查合适的解剖功能形态和表面细节（图3.25）。

灌制工作模型

取完合适的终印模之后，对终印模进行消毒。尽管硅橡胶印模材有良好的尺寸稳定性，可以远距离运输，但很多医生更喜欢现场灌制模型来保证模型的质量。最终的工作模型应该是精确、无气泡，并且有合适的底座[27]。使用底座成型产品来制作底座，可以调整合适的尺寸，形成一定外形线和厚度的模型底座。ADA标准25，Ⅲ型石膏可以用来灌制模型（图3.26）。石膏模型中，石膏粉末和水的混合比很重要。自动调拌混合机器可以很好地完成石膏调拌（图3.27）。真空调拌混合可以防止石膏中产生气泡。灌制出的模型应该进行少量的表面修整（图3.28）。

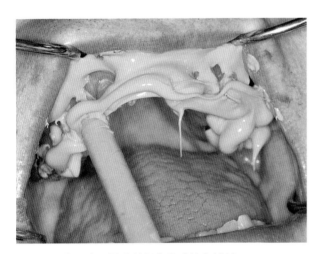

图3.24　在牙齿周围注射超高流动性印模材。

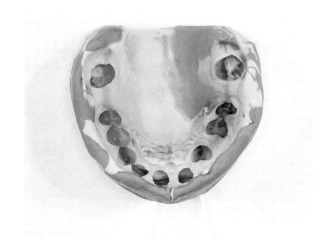

图3.25　制取上颌即刻义齿的终印模。

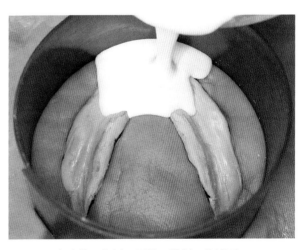

图3.26　流动的石膏倒入围模，灌制工作模型。

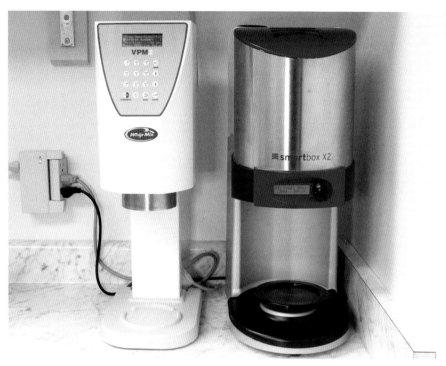

图3.27 石膏的自动配比和自动真空混合调拌机。

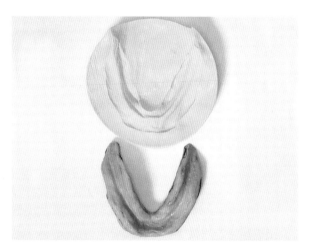

图3.28 下颌终模型（上图）和下颌终印模（下图）。

总结

本章介绍了一步法取终印模的新技术，不需要制作个别托盘。现在的印模材和托盘材料的发展使得这个技术得以应用。该技术简单易行、准确可靠，可在各种诊室条件下使用。并且在诊所也可以成功灌制出高质量的模型。

参考文献

[1] The glossary of prosthodontic terms (2005). *J Prosthet Dent*, **94**, 44.

[2] Kuebker, W. A. (1984) Denture Problems: Causes, diagnostic procedures, and clinical treatment. I. Retention problems. *Quintessence Int*, **10**, 1031–1044.

[3] Addison, P. I. (1944) Mucostatic impressions. *J Am Dent Assoc*, **31**, 941–946.

[4] Boucher, C. O. (1951) A critical analysis of mid-century impression techniques for full dentures. *J Prosthet Dent*, **1**, 472–491.

[5] Drago, C. J. (2003) A retrospective comparison of two definitive impression techniques and their associated

post insertion adjustments in complete denture prosthodontics. *J Prosthod*, **12**, 192–197.

[6] Felton, D. A., Cooper, L. F., and Scurria, M. S. (1996) Predictable impression procedures for complete dentures. *Dent Clin North Am*, **40**, 39–51.

[7] Petropoulos, V. C., and Rashedi, B. (2003) Current concepts and techniques in complete denture final impression procedures. *J Prosthodont*, **12**, 280–287.

[8] Arbree, N. S., Fleck, S., and Askinas, S. (1996) The results of a brief survey of complete denture prosthodontic techniques in predoctoral programs in North American dental schools. *J Prosthodont*, **5**, 219–225.

[9] DeVan, M. M. (2005) Basic principles in impression making. *J Prosthet Dent*, **3**, 503–508. Originally published in 1952.

[10] Ivanhoe, J. R. (2009) Final impressions and creating the master casts, in *Textbook of Complete Dentures*, 6th edn. (eds. A. O. Rahn, J. R. Ivanhoe, K. D. Plummer). People's Medical Publishing House, Shelton, CT, pp. 105–128.

[11] Jacob, R. F., Zarb, G. (2012) Maxillary and mandibular substitutes for the denture-bearing area, in *Prosthodontic Treatment for Edentulous Patients: Complete Dentures and Implant-Supported Prostheses*, 13th edn. (eds. G. Zarb, J. A. Hobkirk, S. E. Eckert, R. F. Jacob). Elsevier Inc, St Louis, MO, pp. 161–179.

[12] Chaffee, N. R., Cooper, L. F., and Felton, D. A. (1999) A technique for border molding edentulous impressions using vinyl polysiloxane material. *J Prosthod*, **8**, 129–134.

[13] Ansari, I. H. (1997) Establishing the posterior palatal seal during the final impression stage. *J Prosthet Dent*, **78**, 324–326.

[14] Chopra, S., Gupta, N. K., Tandan, A., *et al.* (2016) Comparative evaluation of pressure generated on a simulated maxillary oral analog by impression materials in custom trays of different spacer designs: An in vitro study. *Contemp Clin Dent*, **7**, 55–60.

[15] Massad, J. J., and Cagna, D. R. (2007) Vinyl polysiloxane impression material in removable prosthodontics. Part 1: edentulous impressions. *Compend Contin Educ Dent*, **28**, 452–459.

[16] Norling, B. K., and Reisbick, M. H. (1979) The effect of nonionic surfactants on bubble entrapment in elastomeric impression material. *J Prosthet Dent*, **42**, 342–347.

[17] Massad, J. J., Lobel, W., Garcia, L. T., *et al.* (2006) Building the edentulous impression – a layering technique using multiple viscosities of impression materials. *Compend Contin Educ Dent*, **27**, 446–451.

[18] Geertman, M. E., Boerrigter, E. M., Van't Hof, M. A., *et al.* (1996) Two-center clinical trial of implant-retained mandibular overdentures versus complete dentures-chewing ability. *Community Dent Oral Epidemiol*, **24**, 79–84.

[19] Geertman, M. E., van Waas, M. A., van't Hof, M. A, and Kalk, W. (1996) Denture satisfaction in a comparative study of implant-retained mandibular overdentures: a randomized clinical trial. *Int J Oral Maxillofac Implants*, **11**, 194–200.

[20] Kapur, K. K., Garrett, N. R., Hamada, M. O., *et al.* (1999) Randomized clinical trial comparing the efficacy of mandibular implant-supported overdentures and conventional dentures in diabetic patients. Part III: comparisons of patient satisfaction. *J Prosthet Dent*, **82**, 416–427.

[21] Raghoebar, G. M., Meijer, H. J., Stegenga, B., *et al.* (2000) Effectiveness of three treatment modalities for the edentulous mandible. A five-year randomized clinical trial. *Clin Oral Implants Res*, **11**, 195–201.

[22] Awad, M. A., Lund, J. P., Dufresne, E., and Feine, J. S. (2003) Comparing the efficacy of mandibular implant-retained overdentures and conventional dentures among middle-aged edentulous patients: satisfaction and functional assessment. *Int J Prosthodont*, **16**, 117–122.

[23] Awad, M. A., Lund, J. P., Shapiro, S. H., *et al.* (2003) Oral health status and treatment satisfaction with mandibular implant overdentures and conventional dentures: a randomized clinical trial in a senior population. *Int J Prosthodont*, **16**, 390–396.

[24] Massad, J. J., and Cagna, D. R. (2007) Vinyl polysiloxane impression material in removable prosthodontics. Part 3: implant and external impressions. *Compend Contin Educ Dent*, **28**, 554–560.

[25] Massad, J. J., Cagna, D. R., Wicks, R. A., and Selvedge, L. A. (2016) Cameograms: A new technique for prosthodontic applications. *Dent Today*, **35**, 80, 82, 84–85.

[26] Massad, J. J., and Cagna, D. R. (2007) Vinyl polysiloxane impression material in removable prosthodontics. Part 2: immediate denture and reline impressions. *Compend Contin Educ Dent*, **28**, 519–526.

[27] Rudd, K. D., Morrow, R. M., and Bange, A. A. (1969) Accurate casts. *J Prosthet Dent*, **21**, 545–554.

第4章
制作暂基托、蜡殆堤以及固定正中支持装置
Fabricating Record Bases, Occlusal Rims, and Mounting a Central Bearing Device

简介

在制取终印膜后，为了下次门诊复诊（制取正中关系记录），需要有技工室的准备程序，即制作暂基托和蜡殆堤，从而可以分别记录上颌牙弓的美学信息、下颌牙弓的中性区，并记录正中关系。

制作暂基托和蜡殆堤

准确记录正中关系位是无牙颌诊断和重建的关键要点之一[1]。记录的准确性与殆托的固位、支持和稳定直接相关[2-4]。若暂基托固位差和不贴合，有可能在口腔内移位或者不能完全就位，从而易于发生义齿的咬合干扰和错殆[2,4-5]。暂基托的精确程度依赖于终印模和工作模型的精确，以及在其制作过程中所使用的材料和技术[6]。

过去曾有很多可用于制作准确而稳定的暂基托的材料和技工室技术，包括：丙烯酸树脂平铺技术[6-7]、丙烯酸树脂手工塑形[6]、丙烯酸树脂基质塑形、虫胶或硬质基托蜡热塑形[6]、真空塑形

热塑材料[8]、流动树脂堆塑[8]、丙烯酸树脂热聚合加压或注塑[9]、在虫胶或丙烯酸树脂上使用弹性或非弹性衬里[5]，以及将终印模作为初步的暂基托[10-11]。目前，最常用的暂基托材料是自凝或光固化丙烯酸树脂。暂基托可以通过手工、切削或数字化打印制作（图4.1），这将在第11章讨论。本章节将详细讲述手工制作光固化丙烯酸树脂暂基托的方法。

我们需要分别为患者上下颌制作两副暂基托。第一副用于记录上颌牙弓的美学信息以及下颌牙弓的中性区，第二副用于记录正中关系。为降低肌肉和前庭沟的运动导致的暂基托移动，第二副暂基托的边缘伸展应该轻微不足。制作光固化暂基托的步骤如下：

（1）评估模型上在暂基托就位道方向上的倒凹区域。用标准的基托蜡填倒凹。需要填充的倒凹量越少越好，因为过度填倒凹会导致暂基托不贴合，且在后续的临床操作中暂基托表现为固位和稳定性差。一般需要填倒凹的区域包括：

Application of the Neutral Zone in Prosthodontics, First Edition. Joseph J. Massad, David R. Cagna,
Charles J. Goodacre, Russell A. Wicks and Swati A. Ahuja.
© 2017 John Wiley & Sons, Inc. Published 2017 by John Wiley & Sons, Inc.
Companion website: www.wiley.com/go/massad/neutral

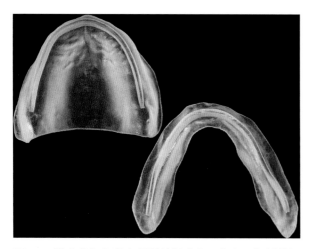

图4.1 数字化打印的上颌暂基托（左图）和下颌暂基托（右图）。注意在暂基托设计时增加辅助固位的突起，帮助蜡和人工牙在暂基托上的固位。

- 上颌前部牙槽嵴的唇侧。
- 上颌结节的颊侧。
- 下颌前部牙槽嵴的唇侧。
- 下颌后部牙槽嵴的舌侧。
- 突出的腭皱周围。
- 突出的系带周围。
- 突出及尖锐的下颌牙槽嵴顶处。

（2）按照材料的使用说明，将分离剂（硅基凝胶或琼脂基的锡箔替代品）涂在石膏模型上。涂布分离剂使得暂基托从石膏模型上取下时会更容易，并大大减少石膏模型的损伤。

（3）将一片单层光固化树脂铺于石膏模型上。推荐将一片光固化树脂切成两半，便于下颌石膏模型的左、右侧牙槽嵴上树脂的铺放。不应对树脂片过度加压，因为这样会造成树脂过薄，降低强度。

（4）去除多余的材料时使用钝头器械，以免在石膏模型上留下划痕。检查树脂片和模型的贴合情况，并对贴合不足的地方加以修改。

（5）将石膏模型置于光固化仪器中。根据厂家建议设置光固化时间，保证材料的完全固化。

（6）从光固化仪器中移出石膏模型，小心地将暂基托从石膏模型上取下，并将其单独置于光固化仪器中，组织面朝上放置，从而保证暂基托的组织面完全固化。从光固化仪器中移出暂基托，仔细检查，确保其精确复制组织细节和轮廓。

（7）用旋转器械和钻针来磨除暂基托边缘多余的材料。应当仔细检查暂基托边缘和组织面有无尖锐或者突起处，在暂基托戴入口内时这些部位可能对患者造成创伤，需要去除。最后，将暂基托放在石膏模型上，仔细检查适合情况。

制作上颌蜡殆堤

在上颌暂基托上添加蜡殆堤，以帮助评估和记录最优的排牙位置、殆平面以及颌位关系。可以用初诊时的测量数据（同第1章中的诊断部分）帮助确定个性化的蜡殆堤的位置和轮廓。制作方法如下：

（1）初诊时，使用唇部测量尺测量静息状态和微笑时（美学区）上颌前部牙槽嵴顶到上唇的距离（图4.2a）。

（2）使用唇部测量尺和圆规将测量信息转移至石膏模型上（图4.2b，c）。将圆规在石膏表面任意一点定点，从而可评估蜡殆堤切端的长度（图4.2d）。接下来，将圆规旋转

(a)

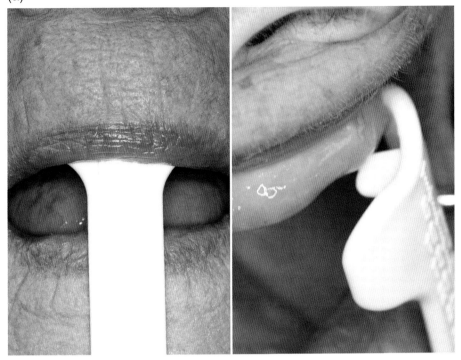

(b)

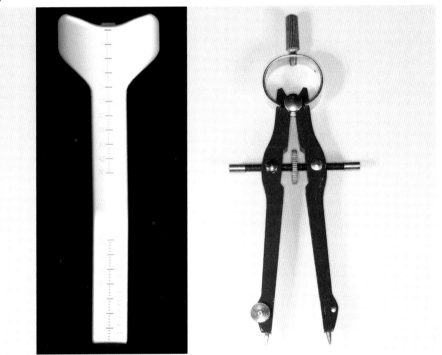

图4.2 （a）初诊时，测量并记录美学区（左图），测量时将唇部测量尺的突起置于牙槽嵴顶（右图）；（b）唇部测量尺（左图）以及圆规（右图）；（c）将唇部测量尺正确放置在上颌石膏模型上，并将用圆规转移美学区的测量结果；（d）预先设定好的上颌蜡殆堤长度；（e）将圆规侧向旋转，以在石膏模型上刻下一条记录美学区测量结果的线。

(c)

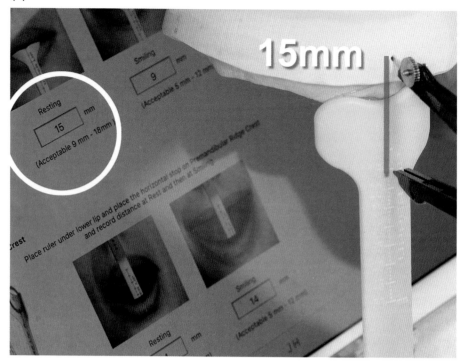

(d)

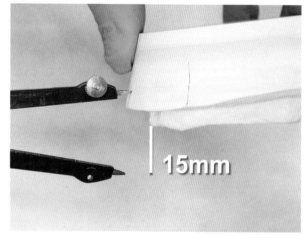

(e)

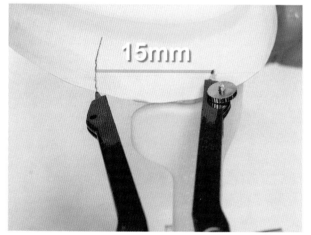

图4.2（续）

至石膏模型的侧面，即可在石膏模型基底部记录测量结果（图4.2e）。

（3）为了提高蜡殆堤以及人工牙与暂基托之间连接强度，可在暂基托的牙槽嵴顶区域用技工室的旋转器械打磨粗糙或添加固位突起（图4.3）。还可以在打磨粗糙或固位突

起处使用一层黏性蜡，辅助固位。

（4）加热一片单层基托蜡，并卷成3折。将蜡片沿剩余牙槽嵴顶置于暂基托上。

（5）用烧热的#7蜡刀将蜡殆堤进一步固定在暂基托上。

（6）根据牙弓形态修整蜡殆堤的轮廓。从蜡殆

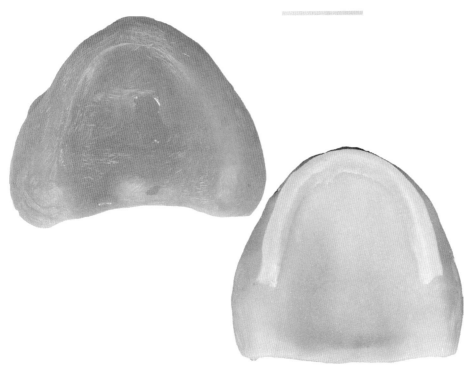

图4.3　用技工室旋转器械将牙槽嵴区域打磨粗糙（左图），在设计中加入辅助固位的突起（右图）。

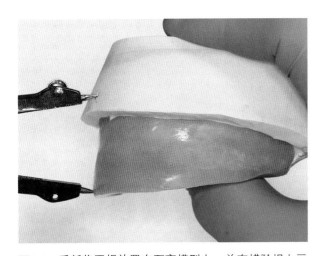

图4.4　重新将圆规放置在石膏模型上，并在蜡殆堤上画出预先设定好的高度标志。

堤的唇侧最前部到切牙乳头的最后部的平均距离应当约为12mm[12]。蜡殆堤的前部应当略微唇倾（10°~15°）[13]，相比男性患者，女性患者的唇倾程度更加明显。

（7）重新将圆规放在石膏模型上的原定点位置，将先前定好的长度标记在蜡殆堤上

（图4.4）。根据这个长度对蜡殆堤高度进行加减。

（8）可以用烧热的烫蜡板减少蜡殆堤的高度。将烫蜡板后端翘起部分置于石膏模型的翼上颌切迹处（图4.5a），然后旋转烫蜡板，将蜡烫化至前牙区蜡殆堤标定的位置（图4.5b）。用此方法，可以制备任意高度的后牙蜡殆堤以及殆平面。

（9）修整蜡殆堤的宽度，后牙区8~10mm、前牙区6~8mm。

（10）将蜡殆堤进一步光滑、修整轮廓，以备临床使用（图4.6）。

依据患者的美观和发音信息，医生可在临床上制作并调改上颌蜡殆堤，从而将临床上确定的美学信息转移到技工室。因此适合将上颌蜡殆堤

(a)
(b)

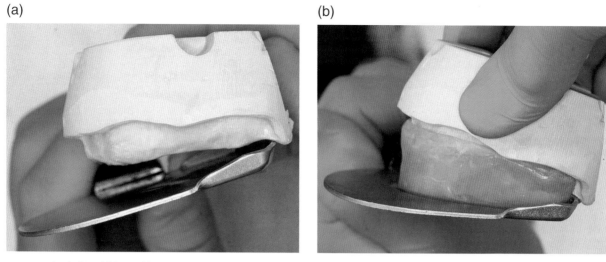

图4.5 （a）将烫蜡板后端翘起部分置于石膏模型的翼上颌切迹处，并在降低蜡殆堤高度时向石膏模型旋转；（b）用烧热的烫蜡板制备蜡殆堤至合适的高度。

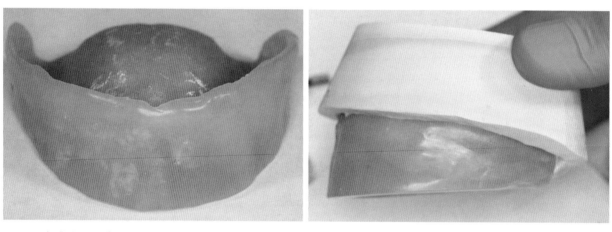

图4.6 完成的上颌蜡殆堤的正面观（左图）、侧面观（右图）。

称作"美学蓝图"。可以在蜡殆堤前牙区添加人工牙片，便于下次复诊时进行美观效果评估（将在第5章中讲述）。

制作中性区下颌蜡殆堤

医生可以通过确定生理性中性区来达到人工牙在下颌牙弓颊舌向上的最佳位置设计[14-16]。一旦确定了中性区，这个区域就代表了舌体产生的外向力和唇颊肌肉产生的内向力之间的一个平衡点[14-16]。当下颌人工牙排列并占据此肌肉中性区时，下颌义齿可以获得最优的生理以及功能稳定性[14-16]。制作中性区下颌蜡殆堤的方法如下。

操作方法

（1）将下颌暂基托置于工作模型上。

（2）可在暂基托的牙槽嵴顶区域用技工室的旋转

器械打磨粗糙或添加固位突起（图4.7）。

（3）技师或医生可以将一块弹性塑形印模膏材预先塑形为下颌牙槽嵴的形态。沿下颌暂基托的牙槽嵴顶部位添加熔化的黑色整塑印模材。

（4）加热预先塑形的印膜膏蜡殆堤的嵴顶表面使之与暂基托结合。

（5）前牙区蜡殆堤的高度应符合在初诊检查时用唇部测量尺测量的结果（图4.8a）。

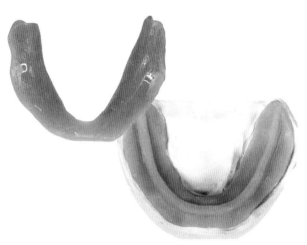

图4.7 用技工室旋转器械将牙槽嵴区域打磨粗糙（左图），在设计中加入辅助固位的突起（右图）。

（6）用唇部测量尺和圆规将测量结果转移到石膏模型上（图4.8b）。将圆规的一脚固定在石膏模型表面任意一点，来评估蜡殆堤切端的预计高度（图4.9a）。将圆规的另一脚划至石膏模型侧面，从而在石膏模型基底部分画线进行记录（图4.9b）。

（7）使用烧热的器械仔细烫实塑形印模膏的边缘，使其与暂基托之间的连接紧密。

（8）重新将圆规放在石膏模型上，检查印模膏的切端长度。将预定的长度刻在殆堤上（图4.10a）。根据这个长度用锐利的刮刀对蜡殆堤高度进行修整（图4.10b）。

（9）后牙区塑形印模膏的蜡殆堤高度应对应磨牙后垫的高度。

（10）蜡殆堤后牙区的宽度为8~10mm、前牙区宽度为6~8mm。

（11）将蜡殆堤进一步光滑、修整轮廓，以备临床使用（图4.11）。

(a)

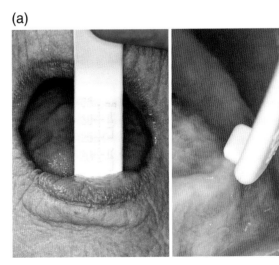

(b)

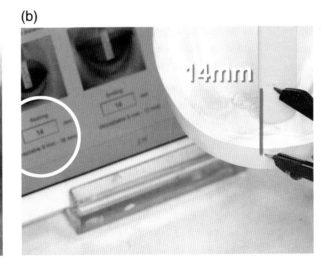

图4.8 （a）初诊时，测量并记录美学区（左图），测量时将唇部测量尺的突起置于牙槽嵴顶（右图）；（b）将唇部测量尺正确放置在上颌石膏模型上，并将用圆规转移美学区的测量结果。

(a)

(b)

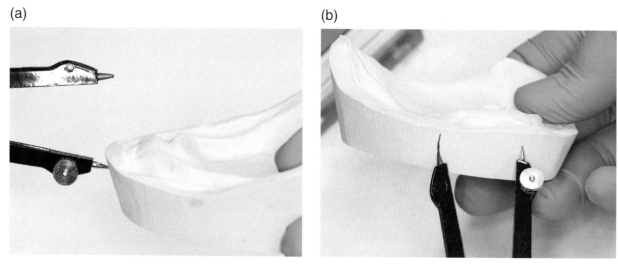

图4.9 （a）预先设计的下颌蜡殆堤高度；（b）将圆规侧向旋转，以在石膏模型上画下一条记录美学区测量结果的线。

(a)

(b)

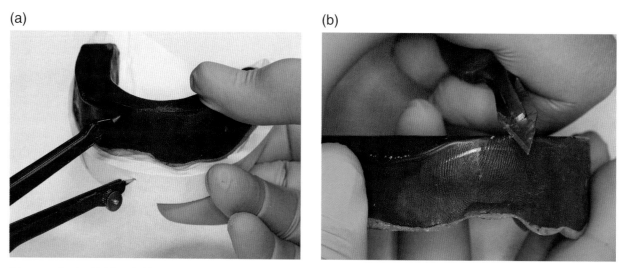

图4.10 （a）重新将圆规放置在石膏模型上，并在蜡殆堤上画出预先设计好的高度标志；（b）用锐利的刮刀将蜡殆堤修整至预先设计的高度。

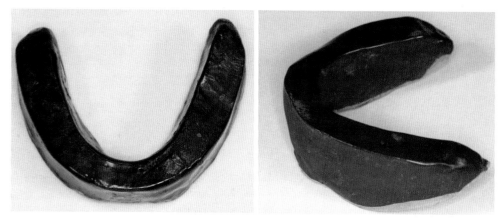

图4.11 中性区下颌蜡殆堤殆面观（左图）以及侧面观（右图）。

颌位记录装置（正中支持器）

医生可以使用一种名为颌位记录装置的新型改良的正中支持器（由Massad设计）来定位和记录上下颌位置关系，这种方法简便、可预测、可重复并比较精确。新型正中支持器可允许生理性无阻碍的前伸、后退、侧方下颌运动，并通过在描记板上描记来实现这些下颌运动的可视化[17]。适用情况如下[17-18]：

（1）记录咬合垂直距离（OVD）。

（2）记录无牙颌、牙列缺损以及种植患者的CR位。

（3）调整最终修复体的殆平衡（总义齿、局部义齿和种植义齿）。

（4）下颌骨的正颌手术。

颌位记录装置的装配

颌位记录装置的装配包括以下组成部分（图

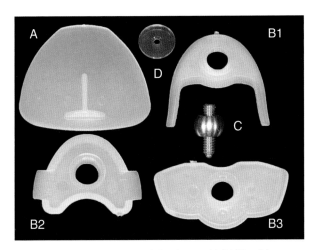

图4.12 颌位记录装置组成部分：A-塑料描记板；B1-描记针固定板（小号）；B2-描记针固定板（中号）；B3-描记针固定板（大号）；C-描记针；D-透明塑料定位盘。

4.12）：

- 塑料描记板（标准、小号）。
- 旋转螺母和垂直描记针。
- 描记针固定板（小号、中号及大号）。
- 透明塑料定位盘。

颌位记录装置在暂基托上就位

如前所述，用光固化树脂材料分别制作上下颌暂基托。为减少暂基托因肌肉或前庭沟运动而造成不必要的移动，暂基托应设计为边缘略微伸展不足。颌位记录装置可稳定上下颌骨，并帮助记录在预先确定的颌间垂直距离时的颌位关系[17-18]。在暂基托上安装颌位记录装置的步骤如下：

（1）将伸展不足的上下颌暂基托分别放置在相应的工作模型上。

（2）为无牙颌患者选用描记板以及大号的描记针固定板（含有旋转螺母和描记针）。

（3）将描记板与上颌暂基托连接（图4.13a）。步骤如下：

- 将一小块光固化树脂粘在暂基托上腭前部区。树脂应覆盖腭穹隆的前部到平齐牙槽嵴顶的高度。应保证有足够的树脂材料，保证描记板稳定。

- 将描记板安放在未固化的树脂上。描记板的两侧应该覆盖至部分暂基托，以保证在下颌侧方运动过程中描记板与描记针有充分接触的区域。注意，描记板应与剩余牙槽嵴平行。

(a)

(b)

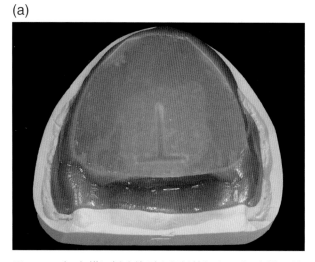
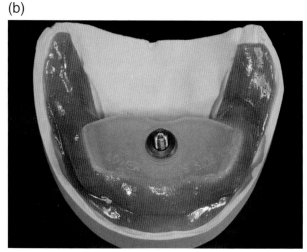

图4.13 （a）描记板连接到上颌暂基托上；（b）描记针固定板连接到下颌暂基托上。

- 用光固化灯对树脂进行固化。若腭穹隆较深，可以直接将暂基托放在光固化机里，保证树脂完全固化。

（4）将大号的描记针固定板（圆形突起朝上）连接在下颌暂基托上（图4.13b）。在下颌暂基托上组装描记针固定板的步骤如下：

- 将光固化树脂搓成两小条，沿着下颌暂基托的舌侧边缘放置，延伸至牙槽嵴顶。

- 将描记针固定板安放在下颌暂基托舌侧未固化的树脂上，从而使描记针定位在双侧第二前磨牙假想连线的中点处。

- 描记针固定板应与下颌牙槽嵴顶平行。可以加用额外的描记针固定板，从而辅助描记板、描记针固定板和剩余牙槽嵴之间互相平行。

- 用光固化灯进行树脂固化。

将上下颌暂基托都放置在光固化机中照射至完全固化。可以用少量的商品化氰基丙烯酸

酯粘接剂（如Super Glue, Super Glue Corporation, Ontario, Canada）保证光固化树脂和描记板能固定在上颌暂基托上。同样的，对于下颌暂基托，也可以在下颌暂基托上用粘接剂粘固光固化树脂和描记针固定板。将旋转螺母和描记针安装在描记针固定板上。在完成组装过程后，应通过对集合装置施加内向力、外向力来评估描记板和描记针固定板的稳定性与适合性。如果装置发生脱位，则重复上述的安装步骤。

当颌位记录装置在口内就位时，医生可以调整描记针长度，从而达到预先确定的咬合垂直距离。正中支撑器的一个常见的问题是，如果固定的位置不合适，描记针可能在垂直方向上无法与描记板接触。这将会导致暂基托的不稳定，以及颌位关系记录不准确。新型颌位记录装置的独特设计可允许在垂直方向上重新调整旋转螺母的位置，从而为描记针和描记板创造合适的位置关系。

过去普遍使用单纯蜡殆堤进行颌位关系的记录。蜡殆堤体积大，通常不稳定，并且若操作者

不熟练，可能导致颌位关系不准确。因此，有必要增加复诊重新确定颌位关系[19-22]。一旦充分掌握颌位记录装置的使用方法，医生可以获得准确而可重复的颌位关系记录，减少操作者自身因素的影响，并缩短椅旁操作时间[17-18]。

种植体支持覆盖义齿修复时颌位记录装置的使用

种植体支持覆盖义齿修复时，除暂基托要在覆盖种植基台处打孔外（图4.14），将颌位记

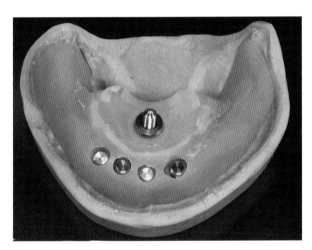

图4.14 在暂基托上制备避让种植基台的凹槽。

录装置在牙弓上就位从而获得种植支持式覆盖义齿的步骤基本同前所述（无牙颌患者）。这可以防止暂基托就位不完全以及晃动。在制作暂基托后，描记针固定板或描记板可以用同前类似的方式分别与下颌牙弓连接起来。

可摘局部义齿修复时颌位记录装置的使用

可摘局部义齿修复时确定颌位关系也推荐使用颌位记录装置。使用这个装置，可以辅助患者在没有任何牙齿干扰的情况下，在确定的咬合垂直距离下模拟下颌运动。使用蜡殆堤记录有松动牙的牙列缺损患者的颌位关系也很有难度，因为在记录过程中，天然牙可能有移动。在这些情况下，使用颌位记录装置也有好处，因为它可以允许患者在没有任何牙齿干扰的情况下，在确定的咬合垂直距离下模拟下颌运动。

对于牙列缺损患者，暂基托需要在牙齿缺失区域制作组织终止点，从而提高稳定性（4.15a）。可以在暂基托上增加卡环，以辅助固

(a)

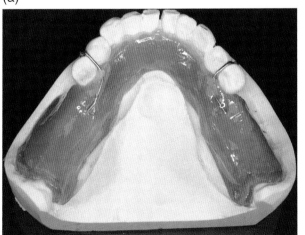

(b)

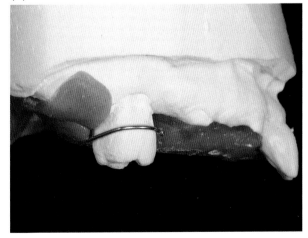

图4.15 （a）牙齿缺失区域的暂基托需制作组织终止点，从而提高稳定性；（b）在暂基托上增加卡环，以辅助暂基托固位。

(a)

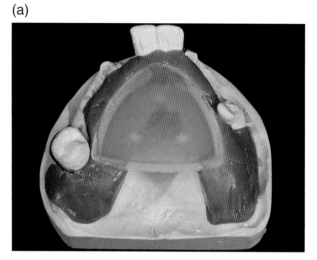

(b)

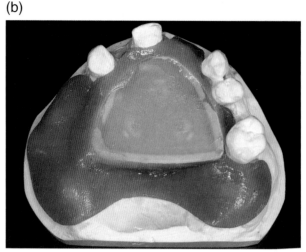

图4.16 （a）部分牙列缺损情况下，将描记板连接到上颌暂基托位于殆平面以下区域；（b）调改描记板连接到上颌暂基托的适当位置上，以防牙齿阻碍就位。

位（图4.15b）。除了要将描记板轻度下沉埋在树脂内1mm左右，还要使其位于殆平面以下（图4.16a），颌位记录装置在牙列缺损牙弓上就位的步骤基本同前所述（无牙颌患者）。若牙齿阻碍了描记板，则应使用低转速技工室旋转器械调改，然后在上颌暂基托上就位（图4.16b）。描记针固定板连接在下颌暂基托上时，也应置于殆平面以下一点（图4.17a）。牙列缺损推荐使用小号描记针固定板。若牙齿阻碍了描记针固定板，则应使用低转速技工室旋转器械调改，然后在下颌暂基托上就位（图4.17b）。

当患者余留牙的临床冠较高时，由于在记录过程中牙齿可能阻碍描记针和描记板的接触，有时可能无法取得记录。前牙覆殆过深也可能阻碍运动过程中描记针和描记板的自由接触。这时，推荐调磨天然牙，以避免在事先确定的咬合垂直距离下描记针和描记板无法接触。若这些牙齿需要修复或拔除，可以在取颌位记录前按照下述方法中的截冠导板将牙冠事先截短。

步骤

将弹性的真空压缩成型殆垫置于石膏模型待截冠的牙齿表面，将殆垫和石膏牙用技工室旋转器械修整至合适高度（图4.18a）。这一步可以帮助确定牙齿不会干扰制取正中关系记录。接下来，将调改过的殆垫（截冠导板）从石膏模型上取下，在口内天然牙上就位（图4.18b）。截冠的方法将在第6章中阐述。

总结

暂基托可以通过手工、切削或数字化打印等方法制作。不论用哪种技术，个性化制作蜡殆堤对减少误差的引入、增加成功概率都非常关键。

颌位记录装置发挥了类似于正中支撑器的功

(a)

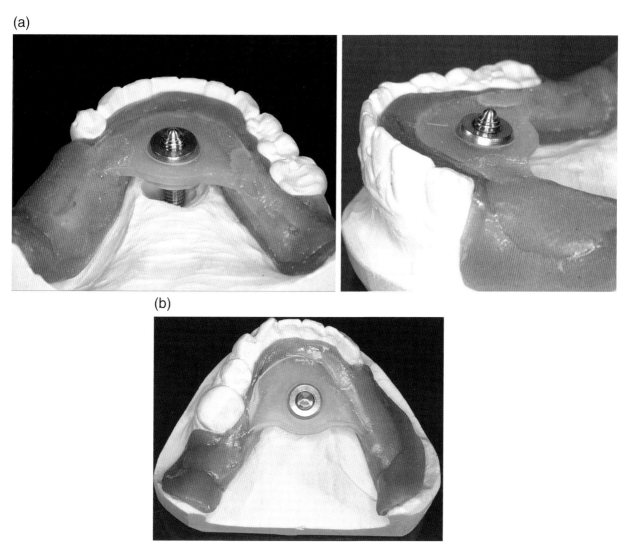

(b)

图4.17 （a）描记针固定板连接到下颌暂基托位于𬌗平面以下区域，𬌗面观（左图）以及侧面观（右图）；（b）调改小号描记针固定板并连接到下颌暂基托适当位置上，以防牙齿阻碍就位。

(a)　　　　　　　　　　　(b)

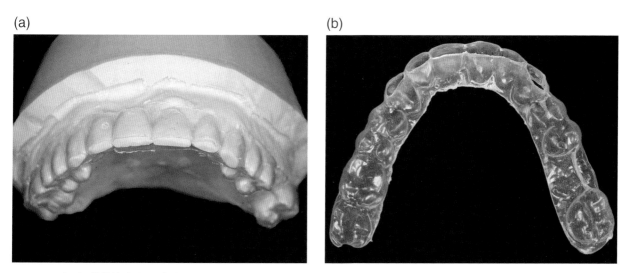

图4.18 （a）弹性的真空压缩成型𬌗垫，以及用技工室旋转器械修整至合适高度的牙列；（b）调改过的𬌗垫，行使截冠导板的功能。

能，并辅助精确记录颌位关系。该装置也可用于记录牙列缺损和种植修复患者的颌位关系。除了可以消毒并反复利用的描记针以外，颌位记录装置的其他部件均是一次性的。

参考文献

[1] Travaglini, E. A. (1962) Resilient tissue surface in complete dentures. *J Am Dent Assoc*, **64**, 512–517.

[2] Klein, I. E., and Soni, A. (1979) Stabilized record bases for complete dentures. *J Prosthet Dent*, **42**, 584–587.

[3] Ortman, H. R., and Edgerton, M. (1982) Utilizing the impression as a record base. *J Prosthet Dent*, **48**, 618–620.

[4] Tucker, K. M. (1966) Accurate record bases for jaw relation procedures. *J Prosthet Dent*, **16**, 224–226.

[5] Elder, S. T. (1955) Stabilized baseplates. *J Prosthet Dent*, **5**, 162–168.

[6] McElroy, T. H., and Canada, K. W. (1984) Stabilized accurately fitting trial bases. *J Prosthet Dent*, **52**, 753–755.

[7] McCracken, W. (1953) Auxiliary uses of cold curing acrylic resins in prosthetic dentistry. *JADA*, **47**, 298.

[8] Alexander, J., and Beckett, H. (1997) A bilaminar record base for a complete overdenture with severe hard tissue undercuts: a clinical report. *J Prosthet Dent*, **77**, 233–234.

[9] Graser, G. N. (1978) Completed bases for removable dentures. *J Prosthet Dent*, **39**, 232–236.

[10] Helft, M., Cardash, H., and Kaufman, C. (1978) Combining final impressions with maxillomandibular relation records in stabilized record bases. *J Prosthet Dent*, **39**, 135–138.

[11] Ortman, H. R., and Edgerton, M. (1982) Utilizing the impression as a trial denture base. *J Prosthet Dent*, **48**, 618–620.

[12] Ortman, H. R. (1979) Relationship of the incisive papilla to the maxillary central incisors. *J Prosthet Dent*, **42**, 492–496.

[13] Goldstein, R. E. (1998) *Esthetics in Dentistry. Biology of Esthetics,* 2nd edn. B. C. Decker Inc., Hamilton, ON, pp 101–123.

[14] Fish, E. W. (1964) *Principles of Full Denture Prosthesis*, 6th edn, Staples Press, London, pp. 36–37.

[15] Beresin, V. E., and Schiesser, F. J. (1976) The neutral zone in complete dentures. *J Prosthet Dent*, **36**(4), 356–367.

[16] Schiesser, F. J. (1964) The neutral zone and polished surfaces in complete dentures. *J Prosthet Dent*, **14**, 854–865.

[17] Massad, J. J., Connelly, M. E., Rudd, K. D., and Cagna, D. R. (2004) Occlusal device for diagnostic evaluation of maxillomandibular relationships in edentulous patients: A clinical technique. *J Prosthet Dent*, **91**, 586–590.

[18] Wojdyla, S. M., and Wiederhold, D. M. (2005) Using intraoral Gothic arch tracing to balance full dentures and determine centric relation and occlusal vertical dimension. *Dent Today*, **24**, 74–77.

[19] Phillips, G. B. (1927) Fundamentals in the mandibular movements in edentulous mouths. *J Am Dent Assoc*, **14**, 409.

[20] Simpson, H. (1939) Registraion of centric relation in complete denture prosthesis. *J Am Dent Assoc*, **26**, 1682.

[21] Schuyler, C. (1941) Intraoral method of establishing maxilla-mandibular relation. *J Am Dent Assoc*, **28**, 17.

[22] Gysi, A. (1910) The problem of articulation. *Dent Cosmos*, **52**, 1.

第5章
全口义齿的美学考虑
Developing an Esthetic Blueprint

简介

　　全口义齿必须对患者及其亲友具有吸引力。全口义齿的美学表现主要由人工前牙的排列决定。人工前牙的排列可通过在唇、腭/舌方向上的位置以及近中/远中轴向的改变，为患者建立满意的、美观的、自然的笑容。本章重点介绍如何为患者制作美观与舒适协调一致的全口义齿。请注意，第5章～第7章所描述的步骤是在同一次诊疗时完成的，为了便于理解，划分为单独的章节分别介绍。

上颌殆托蜡殆堤的修整

　　蜡殆堤的位置和形态应该与患者面部形态协调，应该排列在占据原天然牙所占的空间[1]。人工牙应该排列在这个空间中，而不是排列在剩余牙槽嵴顶上，以达到满意的美学效果，实现软组织支撑及功能[1]。牙齿缺失后上颌骨向心方向（向上、向内和向后）发生骨吸收（图5.1），因此如果将人工牙排列在剩余牙槽嵴上，相当于将牙排列于原天然牙位置的舌侧。这可能导致美观效果不佳（由于面部组织支撑不足）与功能受损[1-2]。

　　经过临床调整具有良好轮廓堤的上颌蜡殆堤能够作为人工牙排列的"美学蓝图"，因为它能基于患者的美观和发音为排牙提供指导和参考。这个"美学蓝图"可以传达患者的中线、高笑线、为了达到唇部丰满度而使前牙唇倾的程度、静息和微笑时的牙齿暴露量以及殆平面方向的信息。这些信息通过这个"美学蓝图"传递给修复技师来制作义齿试戴蜡型。根据第4章中描述的患者特征，在复诊前制作好暂基托和蜡殆堤。调整和塑形上颌蜡殆堤以制作"美学蓝图"的步骤如下：

（1）检查暂基托的组织面和边缘，是否有尖锐点或粗糙面。如果有，需要首先进行调整。

（2）将带有蜡殆堤的上颌暂基托放入患者口内。检查暂基托的固位力和稳定性。如果上颌暂基托比较松，可以使用少量的义齿稳固剂来提高其固位力。这时，需要向患

Application of the Neutral Zone in Prosthodontics, First Edition. Joseph J. Massad, David R. Cagna,
Charles J. Goodacre, Russell A. Wicks and Swati A. Ahuja.
© 2017 John Wiley & Sons, Inc. Published 2017 by John Wiley & Sons, Inc.
Companion website: www.wiley.com/go/massad/neutral

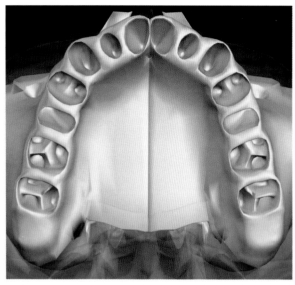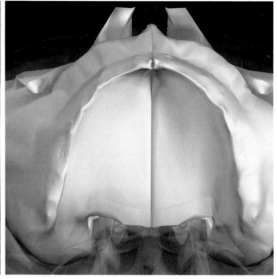

图5.1 动画展示拔完牙后的上颌牙槽嵴变化（左图）和牙槽骨吸收后的上颌牙槽嵴变化（右图）。

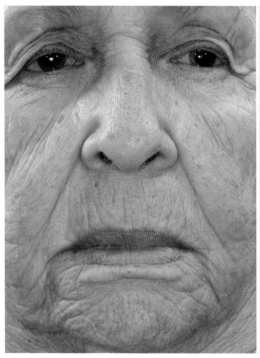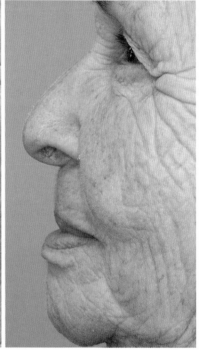

图5.2 静息时检查唇部丰满度：正面观（左图）和侧面观（右图）。

者解释，这并不是最终的修复体，真正的义齿修复体固位力会强于暂基托。

（3）上颌蜡殆堤需要塑形成能够为唇部组织提供足够的支撑[3-4]。可以通过要求患者闭口使上下唇接触，然后从正面和侧面（图5.2）观察患者的唇部组织丰满度。上唇组织被支撑起来时，能够与鼻底形成一个直角，甚至是一个锐角。在检查唇部组织丰满度时，具体患者的年龄和个性化特征也需要考虑进来。如果上唇丰满度不足，根据需要，可以在蜡殆堤唇侧增加一片蜡片再重塑其轮廓。如果上唇过于前突，可以使用加热的蜡刀重塑蜡殆堤的轮廓，以达到理想的厚度和倾斜度。塑形良好的蜡殆堤能够为人工牙排列的前后位置提供指导，并使唇部组织达到自然而满意的外观。

（4）蜡殆堤的切龈高度通过观察面部外观及发音来确定。通过和患者放松时上唇下缘的位置比较，来检查上颌蜡殆堤的切龈高度

是否合适[5-9]。上颌蜡殆堤的切龈高度为排列上颌前牙时确定其切端位置提供指导。起初，在嘴唇放松且微微张开时，上颌蜡殆堤的切端应与上唇下缘位置相同或下方1～2mm（图5.3）。切端的位置也要考虑患者的年龄、性别等因素，将牙稍向切向或颈向移动[4]。当发"F"和"V"音时，上颌蜡殆堤的切缘（以及最终修复体上颌人工牙的切缘）应与下唇干湿线接触（图5.4）[6]。

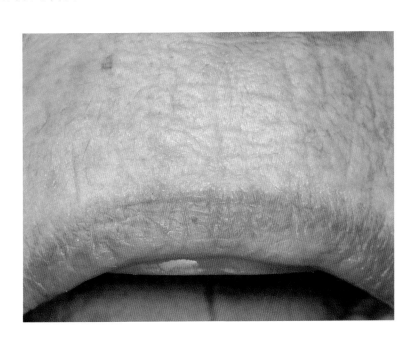

图5.3　当上下唇微微分开时，蜡殆堤应稍长于上唇1～2mm。

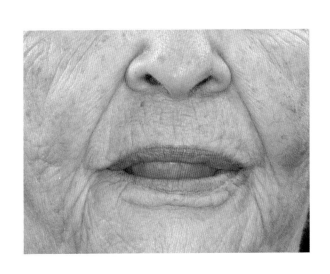

图5.4　当发摩擦音（"F""V"）时，蜡殆堤应与下唇干湿线接触。

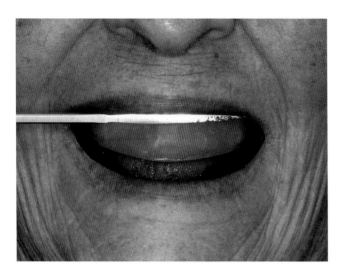

图5.5　在蜡殆堤上画一条水平线，记录患者上唇的最大移动量（高笑线）。

（5）嘱患者做大笑动作，在蜡殆堤上画一条水平线，记录患者上唇的最大移动量（高笑线）（图5.5）。这一步测量可以指导技师选择合适长度的上颌前牙，并且有助于决定上前牙颈部的位置，以达到期望的美学效果[4]。一般来说，患者微笑时，上颌前牙的75%～100%会暴露出来[3]。

（6）通过使用一把笔直的蜡刀在蜡殆堤上画一条竖线的方法将面部中线的位置和方向转移到蜡殆堤上（图5.6）[10-11]。定位这条线时，患者面部中线的不对称性及个性化特征要考虑进来[10]。

（7）许多解剖学标记点可以用来估计人工牙的适合尺寸，包括颧骨间宽度[12]、口角间距离[13]、瞳孔间距离[13]、人中沟宽度[14]、鼻翼间宽度[15-17]、内眦间宽度[18-19]。应该推荐的是，最好综合考虑这些因素来决定人工牙的选择和排列[20]。在这一步操作中，调整卡尺到合适的鼻翼间宽度（图5.7a），然后将这个宽度和左右位置转移到蜡殆堤上（图5.7b）。一般来说左右标记点之间指示的是尖牙间的距离以及上前牙的总宽度[15-17]。

（8）决定上颌无牙颌殆平面的方向应考虑解剖标志点和美观要求[1]。可以使用殆平面板或者压舌板来确定蜡殆堤前牙区殆平面是否与瞳孔连线平行，以及后牙区殆平面是否与鼻翼耳屏线平行（图5.8）[21-23]。最初，一般以鼻翼耳屏线作为参考，用来确定后牙区蜡殆堤的高度[21-23]。在后续操作中，后牙殆平面可能需要根据下颌平面的位置进行重新定位。可以使用烫蜡板来调整蜡殆堤的高度，以确保蜡殆堤殆平面平行于鼻翼耳屏线。殆平面的方向同样应该考虑微笑时下唇的笑线位置[24]。

（9）最后，应将蜡殆堤放入患者口内，将其他相关因素纳入考虑，检查蜡殆堤的长度（静息位和运动过程中）、轮廓、殆平面以及所有的标志点是否准确。

作为一项补充技术，可以使用壳状人工牙片来预估排牙的美观效果，也可以将其嵌入蜡殆堤

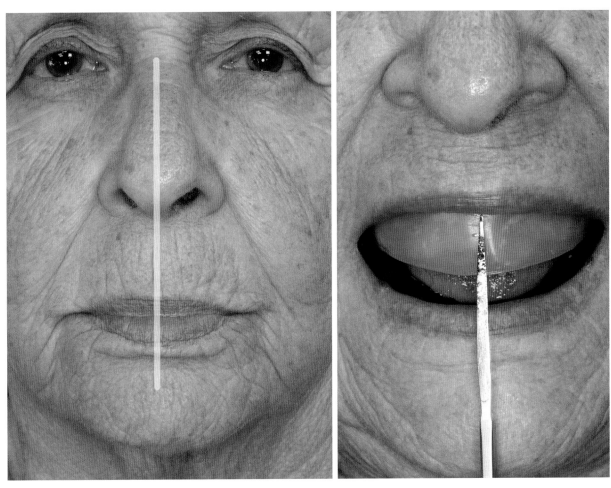

图5.6 决定面部中线。

(a) (b)

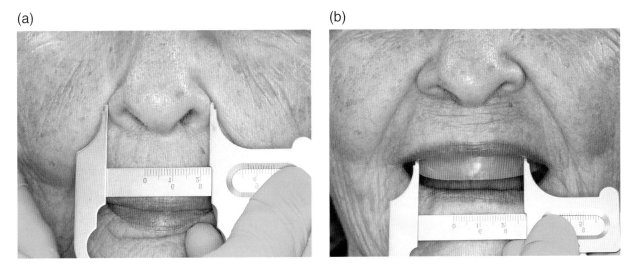

图5.7 （a）张开卡尺调整到鼻翼间宽度；（b）将鼻翼的左右侧位置和之间的距离转移到蜡殆堤上。

中，在此次就诊时椅旁检查美观效果和发音功能（图5.9）。这些壳状人工牙片有不同大小，应该

根据标记在蜡殆堤上的参数来进行选择。人工牙片切端的位置应该和蜡殆堤预先确定的切龈高度

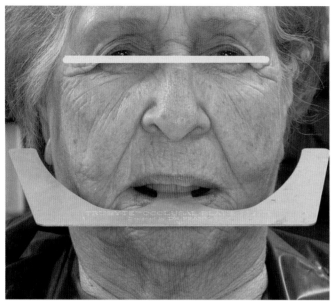
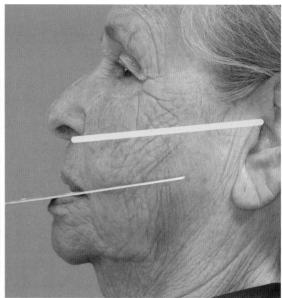

图5.8 通过瞳孔连线确定殆平面（左图）；通过鼻翼耳屏线确定殆平面（右图）。

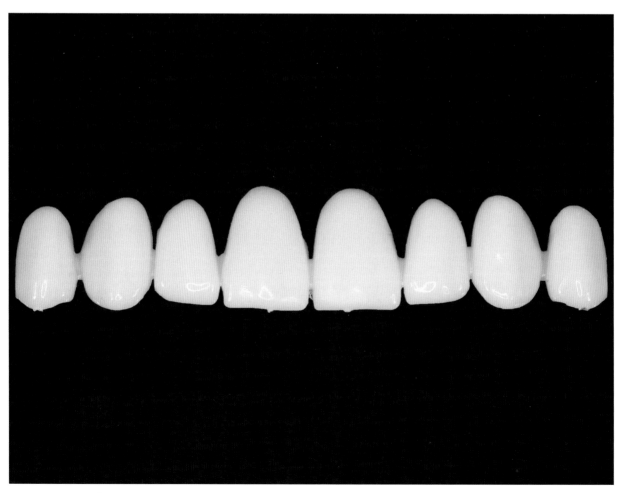

图5.9 人工牙片的唇面观。

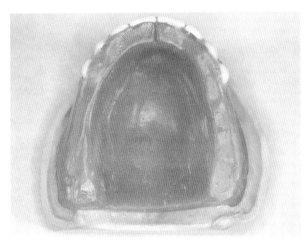

图5.10 将蜡𬌗堤上标记的中线延伸至𬌗面，将人工牙片嵌入蜡𬌗堤。

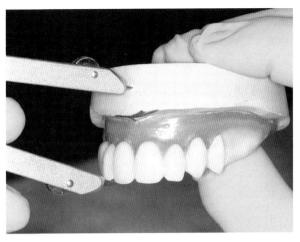

图5.11 预先确定的蜡𬌗堤切龈高度确定人工牙片排列的切缘位置。

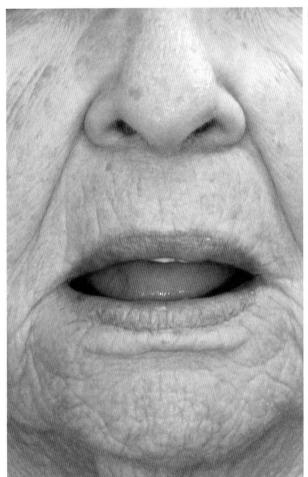
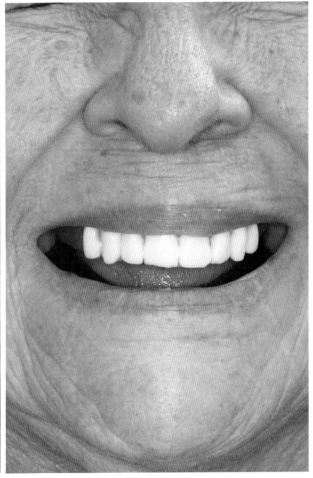

图5.12 将排列好人工牙片的𬌗托戴入口内评估效果。静息位（左图）、微笑时（右图）。

保持一致。将人工牙片嵌入蜡𬌗堤时，应将蜡𬌗堤上标记的中线延伸至𬌗面，以便为后续排牙提供参考（图5.10）。蜡𬌗堤的宽度和唇侧倾斜程

度应适当减小，以允许人工牙片合适的唇舌向、切端位置及倾斜度排列（图5.11）。

通过这一步骤，患者可以通过人工牙片来

观察静息和微笑时上颌前牙切端位置，判断美观效果（图5.12）。同时，这一步骤也可以在正式试排牙之前获取患者对以下情况的评价，包括中线、高笑线、美观效果、人工牙的大小及形态、一些可以观察到的不对称表现。此时，医生应注意患者的评价，如果可能，要做一些调整。这一步骤保证患者的参与可以避免试排牙阶段患者对排牙外观感到突兀或失望，需要重新调整人工牙的排列，甚至需要再一次预约试排牙。使用人工牙片可以明确排牙位置，明确技师、患者和医生心中对于殆托上易混淆的标记点。

总结

上颌殆托应该参照患者的美观、发音以及解剖结构，包括静息状态和功能状态下的肌肉状况，进行准确塑形。

参考文献

[1] Engelmeier, R. (1996) Complete denture esthetics. *Dent Clin N Am*, **40**, 71–84.

[2] Atwood, D. A. (1971) Reduction of residual ridges: a major oral disease entity. *J Prosthet Dent*, **26**, 266–279.

[3] Hock, D. A. (1992) Qualitative and quantitative guides to the selection and arrangement of the maxillary anterior teeth. *J Prosthodont*, **1**, 106–111.

[4] Frush, J. P., and Fisher, R. D. (1958) The dynesthetic interpretation of the dentogenic concept. *J Prosthet Dent*, **8**, 558–581.

[5] Boucher, C. O., Hickey, J. C., and Zarb, G. A. (1975) *Prosthodontic Treatment for Edentulous Patients*. 7th edn. Mosby, St Louis, MO.

[6] Plummer, K. D. (2009) Maxillomandibular records and articulators, in *Textbook of Complete Dentures*, 6th edn (eds. A. O. Rahn, J. R. Ivanhoe, and K. D. Plummer). People's Medical Publishing House, Shelton, CT, pp. 161–181.

[7] Sharry, J. J. (1974) *Complete Denture Prosthodontics*, 3rd edn. McGraw-Hill, New York, NY.

[8] Ellinger, C. W., Ravson, J. H., Terry, J. M., and Rahn, A. O. (1975) *Synopsis of Complete Dentures*, Lea & Febiger, Philadelphia, PA.

[9] Vig, R. G., and Brundo, G. C. (1978) The kinetics of anterior tooth display. *J Prosthet Dent*, **39**, 502–504.

[10] Beyer, J. W., and Lindauer, S. J. (1998) Evaluation of dental midline position. *Semin Orthod*, **4**, 146–152.

[11] Miller, E. L., Bodden, W. R. Jr, and Jamison, H. C. (1979) A study of the relationship of the dental midline to the facial median line. *J Prosthet Dent*, **41**, 657–660.

[12] Gueye, M., Dieng, L., Mbodj, E. B., *et al.* (2014) Relationship between bizygomatic width and the size of maxillary anterior teeth among young Senegalese black people recruited in army. *Odontostomatol Trop*, **37**, 5–12.

[13] Kini, A. Y., and Angadi, G. S. (2013) Biometric ratio in estimating widths of maxillary anterior teeth derived after correlating anthropometric measurements with dental measurements. *Gerodontol*, **30**, 105–111.

[14] Vuttiparum, N., and Benjakul, C. (1989) Relationship between the width of maxillary central incisors and philtrum. *J Dent Assoc Thai*, **39**, 233–239.

[15] Hoffman, W., Bomberg, T. H., and Hatch, R. A. (1986) Interalar width as a guide in denture tooth selection. *J Prosthet Dent*, **55**, 219–221.

[16] Mavroskoufis, F., and Ritchie, G. M. (1981) Nasal width and incisive papilla as guides for the selection and arrangement of maxillary anterior teeth. *J Prosthet Dent*, **45**, 592–597.

[17] Wehner, P. J., Hickey, J. C., and Boucher, C. O. (1967) Selection of artificial teeth. *J Prosthet Dent*, **18**, 222–232.

[18] Abdullah, M. A. (2002) Inner canthal distance and geometric progression as a predictor of maxillary

central incisor width. *J Prosthet Dent*, **88**, 16–20.

[19] Al Wazzan, K. A. (2001) The relationship between intercanthal dimension and the widths of maxillary anterior teeth. *J Prosthet Dent*, **86**, 608–612.

[20] Scandrett, F. R., Kerber, P. E., and Umrigar, Z. R. (1982) A clinical evaluation of techniques to determine the combined width of the maxillary anterior teeth and the maxillary central incisor. *J Prosthet Dent*, **48**, 15–22.

[21] van Niekerk, F. W., Miller, V. J., and Bibby, R. E. (1985) The ala-tragus line in complete denture prosthodontics. *J Prosthet Dent*, **53**, 67–69.

[22] Chrystie, J. A. (1985) A device for establishing the occlusal plane for complete dentures. *J Prosthet Dent*, **54**, 447.

[23] Husseinovitch, I., and Chidiac, J. J. (2002) A modified occlusal plane device. *J Prosthet Dent*, **87**, 240.

[24] Camara, C. A. (2010) Aesthetics in orthodontics: Six horizontal smile lines. *Dental Press J Orthod*, **15**, 118–131.

第6章
记录颌位关系
Registering the Maxillo-Mandibular Jaw Relationship

简介

全口义齿修复是一项富有创新技术、巧妙工艺、独特材料的临床高精度治疗[1]。多年以来，仍然保持基本一致的治疗原则，近代治疗理念的优化有望使得全口义齿配戴者有更多的获益[1]。当前，使用经典的理念与传统的装置来帮助确定和记录正中关系对可摘义齿修复的患者仍然适用[1]。本章描述了使用改良的中心轴承装置记录上下颌颌位关系的流程。使用𬌗记录基托和蜡𬌗堤来记录正中关系并将模型正确地转移到𬌗架上。在下次患者预约就诊前选择一个合适的𬌗架是很重要的[2]。全口义齿的制作并不需要第四类𬌗架（全可调𬌗架）[2]。第三类𬌗架（半可调𬌗架）（图6.1）适用于全口义齿并能建立理想的咬合[2-3]。这些𬌗架配合面弓和颌位关系记录使用。其中一些半可调𬌗架可以配合颌位关系记录或者试排牙时取得的前伸和侧方𬌗记录进行参数设定。

面弓记录

在𬌗架上相对于横向水平轴（学术上常描述为铰链轴）安装上颌模型对于牙科修复来说是一个重要的考虑[4]。随意地安装上颌模型会造成𬌗架的闭口弧和患者的闭口弧之间的差异。在这种情况下无法在𬌗架上通过咬合记录验证增加咬合垂直距离（OVD）后的下颌模型对于上颌模型的位置关系[4]。以不准确的闭口弧在𬌗架上建立的咬合关系也会产生一些潜在的𬌗干扰和偏移接触。为了避免这些问题，建议使用面弓来定位上颌模型相对于𬌗架上髁突元件的位置[4-6]。

面弓分为两种类型：运动面弓和解剖式面弓[6]。运动面弓精确地将上颌模型和患者的实际铰链轴联系起来[6]。解剖式面弓将上颌模型同误差在5mm内的患者解剖铰链轴的平均值联系起来。解剖式面弓可以适用于全口义齿的制作。使用快装面弓（Denar Slidematic Facebow，Whipmix）实现面弓记录的流程如下：

Application of the Neutral Zone in Prosthodontics, First Edition. Joseph J. Massad, David R. Cagna, Charles J. Goodacre, Russell A. Wicks and Swati A. Ahuja.
© 2017 John Wiley & Sons, Inc. Published 2017 by John Wiley & Sons, Inc.
Companion website: www.wiley.com/go/massad/neutral

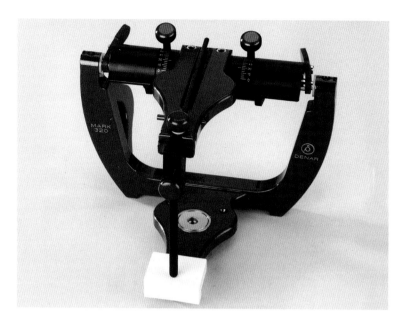

图6.1　第三类𬌗架（半可调𬌗架）。

（1）使用锋利的刀片在上颌蜡𬌗堤［美学蓝图（Esthetic Blueprint）］的后部刻下凹槽。

（2）将上颌蜡𬌗堤放入口内。如果患者有下颌义齿并且在进行面弓记录时能够支撑面弓叉（𬌗叉），则将下颌义齿也戴入口内。𬌗叉上放置咬合记录材料（加成型硅橡胶乙烯基聚硅氧烷、基托蜡或印模膏），然后将之盖在上颌蜡𬌗堤上使得𬌗叉的中心与上颌蜡𬌗堤的中线对齐（图6.2）。替代的方法是可以在口外将𬌗叉与蜡𬌗堤对齐结合。

（3）咬合记录材料聚合后，将𬌗叉从口内取出，用锐利的刀片修剪多余材料。

（4）患者坐直，目视前方，将安装好的𬌗叉放回口内，嘱患者咬棉卷以稳定𬌗叉套装。

（5）通过插入耳塞将面弓架（卡尺）就位并拧紧卡尺的螺钉。

（6）使用参考平面定位器（包含在套装里）确定前部的参考点（右上侧切牙切缘之上43mm）并使用非脱色笔进行标记。面弓上的参考点与前部参考点对齐。通过拧紧调节螺钉锁定对齐后的面弓套装（图6.3）。

（7）松开卡尺螺钉并移出耳塞。嘱患者张嘴并小心取下上颌的记录板（𬌗叉）。将面弓记录朝前方转移出口腔。此记录可转移至𬌗架上（图6.4），再将上颌模型与𬌗叉上的𬌗记录准确对位，这样就在𬌗架上确定了上颌模型相对于铰链轴的位置（图6.5）。

无牙颌患者的正中关系记录

口腔修复的基本目标是建立修复体、骨、颞下颌关节、肌肉和韧带之间的和谐关系[7]。这最好通过在预先建立的咬合垂直距离（OVD）上恢复患者的正中关系来完成[7-8]。正中关系位

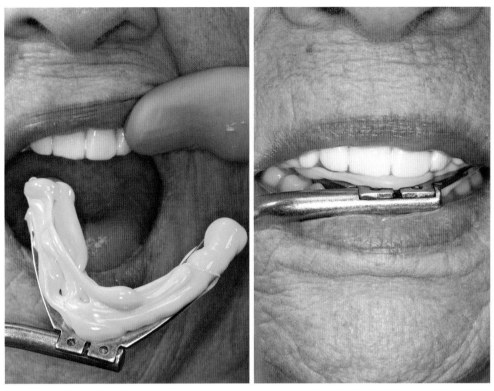

图6.2 骀叉上装置咬合记录材料并放入口内（左图）。骀叉的中心与中线对齐（右图）。

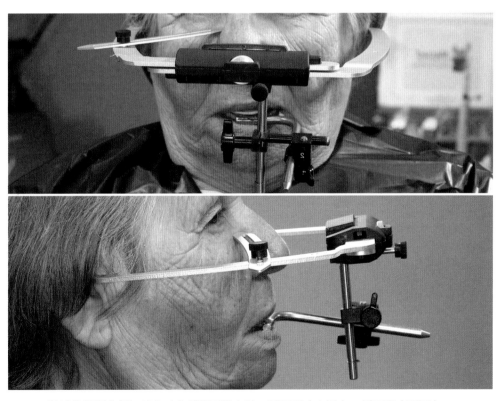

图6.3 通过拧紧调节螺钉锁定对齐后的面弓套装。正面观（上图）、侧面观（下图）。

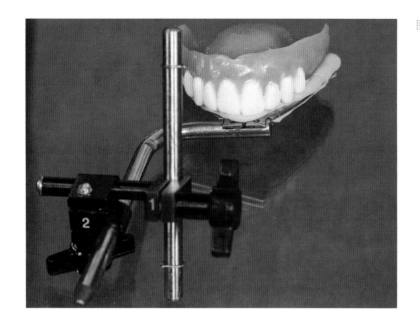

图6.4 快装面弓装置。

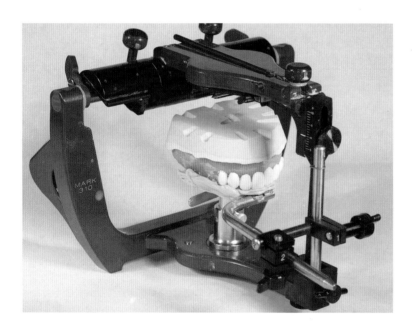

图6.5 上颌模型与面弓上的𬌗记录准确对位,面弓记录转移到𬌗架上。

（CR Position）是一个稳定、可重复的参考位置[8-11]。大量研究显示正中关系位对于固定修复、活动修复、正畸、颞下颌关节紊乱（TMD）和面部疼痛等是理想的治疗位置[8,11]。作为一个常被用于修复咬合功能的可重复的参考位置，正中关系位十分重要。此位置的记录差错会导致有害的临床并发症。准确地记录正中关系位并在此位置上建立咬合是口腔修复中的关键[12]。正中关系位定义如下：

髁突对应着关节盘最薄的无血管部分并抵靠在关节结节斜面的前上方时的上下颌关系。

程可反复

形状（图

下颌的正

并在描记

玥塑料圆

与箭头描

将圆盘固

者口内，

对应在透

颌基托之

离基础上

。

将上下颌

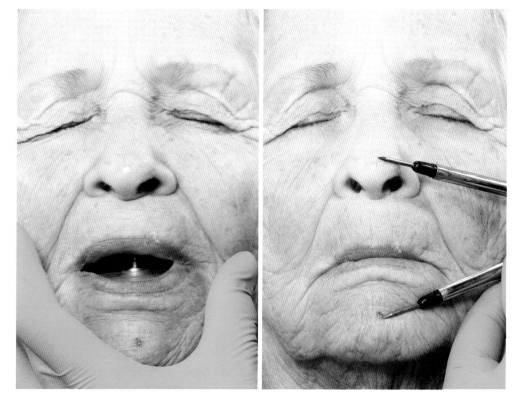

图6.8　咬合垂直距离大于治疗所需咬合垂直距离（左图）。调整描记针以重建治疗所需咬合垂直距离（右图）。

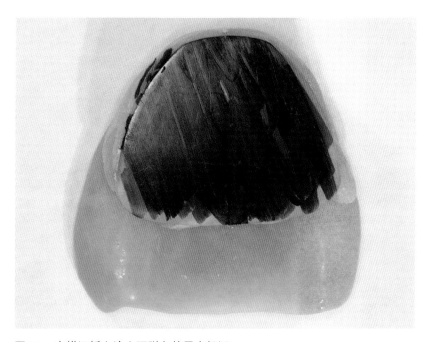

图6.9　在描记板上涂上不脱色的墨水标记。

*注：此页非印装质量问题，为防控盗版特殊设计。

如果为患者设计平衡𬌗也可以记录侧方和前伸咬合记录来指导上𬌗架[21]。在制取口内记录时，不发生错误是很重要的。如果存在干扰，应该去除。如果蜡从基托上脱落，应将之烤热后再固定上（图6.13d）。若发现操作过程中的错误，应该重新记录正中关系。

将𬌗架倒置，记录正中关系和组装基托并安装到上颌模型上。将下颌模型小心地置入颌位记录中，将下颌模型上𬌗架（图6.13e）。

局部义齿患者的正中关系记录

颌位记录装置也适用于尚有余留牙但需修复重建者。在进行设计和放置上下颌基托时，必须考虑咬合关系。牙齿的移动以及基托的稳定也必须考虑。带有描记板和描记针的记录基托可以进行调整以适应现有的𬌗平面（图6.14a）。将基托就位后，调整描记针以获取想要的咬合垂直距离，此时牙齿脱离接触（图6.14b）。一旦下颌开始非正中运动，任何咬合接触都被咬合纸暴露出来。这些口内的参考点可以被看见并且转移到工作模型上（图6.14c）。使用一种透明的压力成型的热塑性材料（Clear Splint Biocryl 1.5mm/125mm，Great Lakes Orthodontics，Tonawanda，NY）制作一个包含牙齿接触/干扰信息的压膜。使用手机磨除压膜和模型上显示牙齿接触的部分。将压膜从模型上取下，修剪使之能够完全覆盖邻牙。将之放入口内作为备牙的导板（图6.14d）。通过小心使用该导板，来模拟在工作模型上的牙体组织去除量。多次重复这一过程，直至下颌在进行非正中运动时无接触/干扰（图6.14e）。这一过程也可能在对

颌进行以……的干扰。……做各个方……得到哥特……记针对应……正中关系……

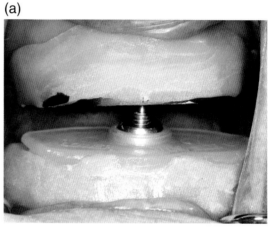

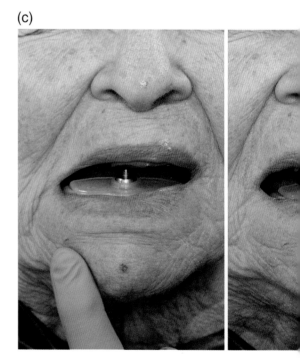

图6.10　（a）嘱患者在记录过程中保持描记针和描记板接触；（b）者做下颌左右侧运动。

这一位置独立于牙齿接触。临床上当下颌指向前上方时可以识别此位置。髁突在此位置时，下颌可做相对横向水平轴的旋转运动[13]。

大部分学者认同准确记录正中关系位时上下颌关系是重要的，但也是困难的[14-15]。准确地记录这一关系取决于多种因素，包括对于颞下颌关节（TMJ）的解剖和生理的详细了解、操作者的经验和技巧、对材料和设备的正确应用，以及患者的合作。文献中描述了一些记录正中关系的技术，包括直接检查咬合记录法、图形记录法（口内和口外）、功能性记录法[16-17]。

图形记录法在20世纪早期比较流行，得到一些临床医生和研究者的改良与修正，并且最近又得到更新[18-20]。一种现代的描记针固定板允许同时记录水平和垂直颌位关系[20]。描记针固定板的主要价值在于其消除了物理干扰（牙齿的和/或蜡殆堤的）。此外，描记记录图形不需要外力或操作者的操纵。改良的描记针固定板（颌位记录装置）的优点包括：使用光固化树脂可以容易地固定在记录基托上，并且有一个特殊的中央支撑钉，在记录过程中可以在各个方位调整。所有组件都是一次性的，并且可以简单快捷地在记录基托上安装此装置[20]。

在记录正中关系前，首先要确定患者的咬合垂直距离[20]。大部分患者现有的义齿存在咬合垂直距离的降低[20]。为了提高

美观和功能，并且记录这些患者最佳的水平和垂直颌位关系，需要首先确定咬合垂直距离[20]。正如在第2章中所讨论的，可以在制作新修复体之前制作矫治殆垫（orthopedic splint）来评估患者现有咬合垂直距离的变化以及下颌姿势的颌位方案。在患者预先具有可接受的咬合垂直距离的前提下，颌位记录就变得十分简单，肌肉处于放松状态并且髁突位于关节窝内的合适位置。这种记录正中关系的技术描述如下[20]。

如第4章所描述的，在这次临床就诊前将组装好的颌位记录装置安装在上下颌记录基托上（图6.6）。检查记录基托的表面是否锐利或粗糙，并根据需要进行调改[2]。

（1）使用记号笔，在患者的鼻部和颏部各点一小圆点。

（2）预先制作咬合调整器并放入患者口内（如第2章所述），然后嘱患者轻轻闭口直到咬合接触，使用卡尺或尺子测量小圆点间的距离。这一线性距离代表了治疗/希望的咬合垂直距离（图6.7）。

（3）从口内取出咬合调整器，并将上下颌记录基托和组装好的颌位记录装置放入口内。嘱患者轻轻闭口直至描记针与描记板接触，并使用卡尺或尺子测量小圆点间的距离。

（4）记录治疗所需咬合垂直距离与基托咬合垂直距离之间的差异。

（5）在保持与描记板接触的前提下可以调整描记针以重建治疗所需咬合垂直距离（图6.8）。如果患者没有旧义齿，

可以按照第2章所述在此次临床就诊时建立治疗所需咬合垂直距离。应该复核描记针的位置以保证其垂直接触于描记板。这种颌位记录装置的独特设计允许调整描记针的位置来建立与描记板之间更好的垂直度。

（6）将上颌记录基托从口内取出，在描记板上涂上不脱色的墨水标记（图6.9）。

（7）将上颌记录基托再次放入口内，嘱患者恢复到描记针和描记板接触，并且指导患者在记录过程中保持这种接触（图6.10a）。

（8）然后嘱患者下颌做数次前后向运动（图6.10b）。从下颌最后位开始，嘱患者做下颌左右侧运动，并且总是回到最后位（图6.10c）。渐渐地，这些下颌运动会在描记板上形成哥特式弓

描记（箭头形状）。这一□进行直至获得可辨识的箭头6.11）。箭头的尖端代表者中关系位。

（9）将上颌记录基托从口内取板上放置一定位描记针的□盘（图6.12）。圆盘的小孔记的尖端相对应。使用黏□定在描记板上。

（10）将上颌记录基托重新放入□嘱患者闭口以使描记针恰□明圆盘的小孔位置。

（11）将咬合记录材料注射到上□间，记录在已建立的垂直□的正中关系位（图6.13a，□

（12）咬合记录材料固化后，小□记录基托取出（图6.13c）。

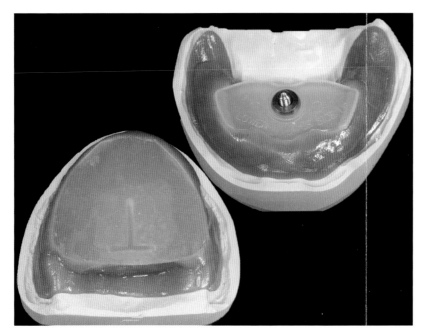

图6.6 颌位记录装置安装在上下颌记录基托上。

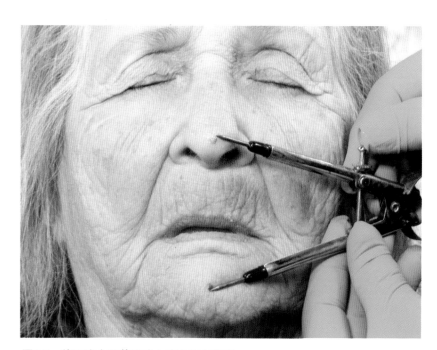

图6.7 使用咬合调整器建立咬合垂直距离。

得适当的咬合间隙。去除了牙齿通过保持描记针与描记板接触并向的下颌非正中运动，可以轻松式弓描记，如前所述，通过将描在透明圆盘的小孔位置，从而将定位在箭头的尖端（图6.14f）。

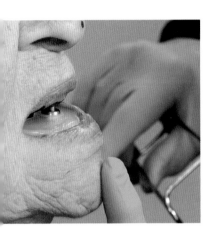

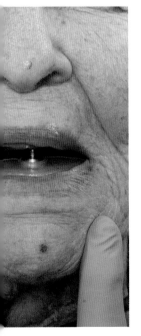

嘱患者下颌做前后向运动；（c）嘱患

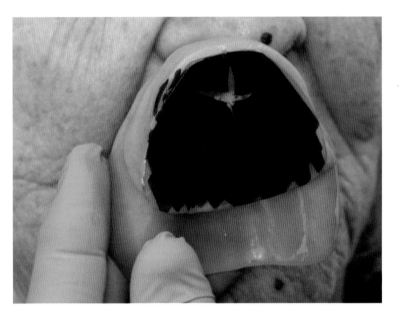

图6.11　描记板上的哥特式弓描记（箭头尖端）。注意：箭头的尖端代表着下颌的正中关系位。

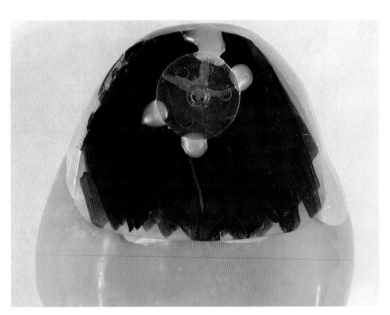

图6.12　在描记板上放置一定位描记针的透明塑料圆盘。注意：圆盘的小孔与箭头描记的尖端相对应。

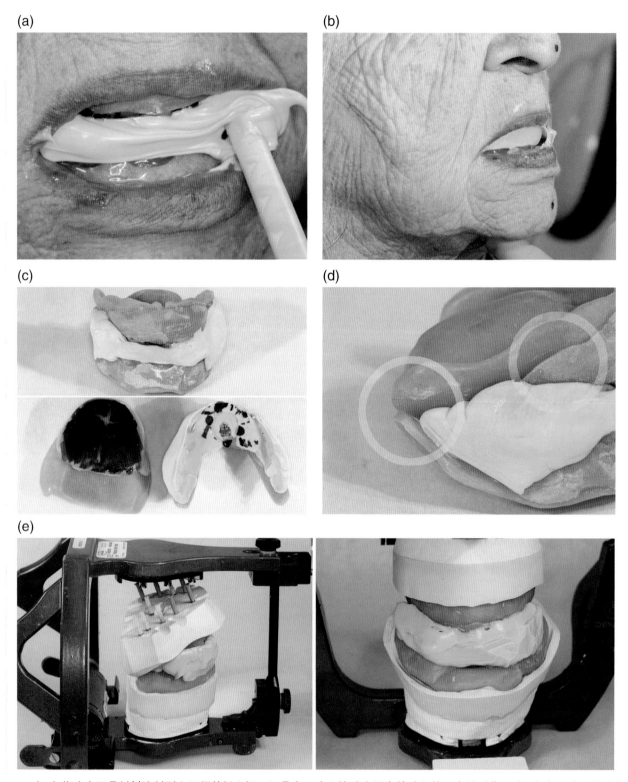

图6.13　（a）将咬合记录材料注射到上下颌基托之间，记录在已建立的垂直距离基础上的正中关系位。（b）在已建立的垂直距离基础上记录正中关系位。（c）将记录材料、上下颌记录基托从口内取出（上图）。小心地将上下颌记录基托分开（下图）。（d）误差原因包括记录基托的后部发生接触干扰以及蜡殆堤从上颌记录基托上分离。（e）将殆架倒置，记录正中关系和组装基托并安装到上颌模型上。将下颌模型小心地置入颌位记录中（左图），将下颌模型上殆架（右图）。

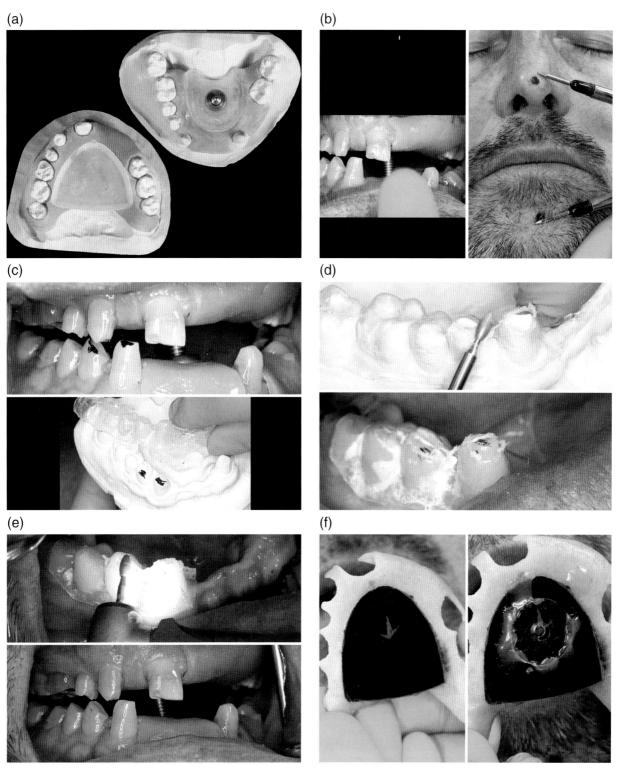

图6.14 （a）牙列缺损患者带有颌位记录装置的记录基托。（b）调整描记针以获取想要的咬合垂直距离（左图），记录标志点在鼻尖和颏部（右图）。（c）使用咬合纸来确定咬合接触（上图）并且转移到模型上（下图）。（d）压膜置于模型上，去除带标记的干扰点（上图），将之放入口内作为备牙的导板（下图）。（e）调磨接触/干扰点（上图）直至消除（下图）。（f）哥特式弓描记（左图）。描记针定位圆盘的小孔位置固定在箭头的尖端（右图）。（g）在已建立的咬合垂直距离上记录颌位关系。患者保持正中关系位（左上图）。将颌位记录材料注射到上下颌之间记录正中关系位（右上图）。模型上𬌗架（下图）。

(g)

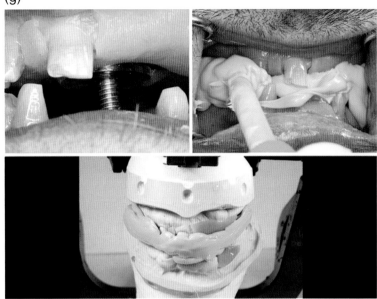

图6.14（续）

进行颌间记录并利用其将上下颌模型安装在𬌗架上（图6.14g）。

总结

本章展示了一种描记固定装置。口内的哥特式弓描记法，通过在平板上记录下颌运动并标记其顶点来确定正中关系位。过去使用的描记固定装置组装困难、耗时并且具有技术敏感性；因此，这些装置的使用局限于学术界和修复专科医生。这里提到的描记固定装置使用组装简单、准确、经济并且可靠。

尽管该技术可适用于大多数情况，但对于具有异常咬合及异常颌骨关系的、前牙深覆𬌗、神经肌肉功能不全等而不能按照医嘱进行常规下颌运动的患者，并不适用。

参考文献

[1] Massad, J. J., Cagna, D. R., Lobel, W. A., and Thornton, J. P. (2008) Complete denture prosthodontics: Modern approaches to old concerns. *Inside Dentistry*, **4**(8), 84–93.

[2] Plummer, K. D. (2009) Maxillomandibular records and articulators, in *Textbook of Complete Dentures*, 6th edn. (eds. A. O. Rahn, J. R. Ivanhoe, K. D. Plummer). People's Medical Publishing House, Shelton, CT, pp. 161–181.

[3] Márton, K., Jáhn, M., and Kivovics, P. (2000) The use of the Dentatus articulator in complete denture prosthetics. *Fogorv Sz*, **93**(1), 23–28.

[4] Wilkie, N. D. (1979) The anterior point of reference. *J Prosthet Dent*, **41**, 488–496.

[5] Thorp, E. R., Smith, D. E., and Nicholls, J. I. (1978) Evaluation of the use of a face-bow in complete denture occlusion. *J Prosthet Dent*, **39**(1), 5–15.

[6] Schallhorn, R. G. (1957) A study of the arbitrary center and kinematic center of rotation for face bow mountings. *J Prosthet Dent*, **7**, 162–169.

[7] Atwood, D. A. (1968) A critique of research of the posterior limit of mandibular position. *J Prosthet Dent*, **20**, 21–36.

[8] McHorris, W. H. (1986) Centric Relation: Defined. *J Gnathology*, **5**, 5–21.

[9] Nomenclature committee, Academy of denture prosthetics, Glossary of prosthodontic terms (1987). *J Prosthet Dent*, **58**, 725–762.

[10] Phillips, R. W., Hamilton, A. I., Jendresen, M. D. *et al*. (1986) Report of the committee on scientific investigation of the American academy of restorative dentistry. *J Prosthet Dent*, **55**, 736–772.

[11] Wood, G. N. (1988) Centric relation and the treatment position in rehabilitating occlusions: A physiologic approach. Part I: Developing an optimum mandibular posture. *J Prosthet Dent*, **59**, 647–651.

[12] Hickey, J. C. (1964) Centric relation. A must for complete dentures. *Dent Clin North Am*, **8**, 587–600.

[13] Academy of Prosthodontics (1999) Glossary of prosthodontic terms. 7th ed. *J Prosthet Dent*, **81**, 44–112.

[14] Kantor, M. E., Silverman, S. I., and Garfinkel, L. (1972) Centric-relation recording techniques – A comparative investigation. *J Prosthet Dent*, **28**, 593–600.

[15] Bansal, S., and Palaskar, J. (2009) Critical evaluation of methods to record centric jaw relation. *J Indian Prosthodont Soc*, **9**, 120–126.

[16] Kapur, K. K., and Yurkstas, A. A. (1957) An evaluation of centric relation records obtained by various techniques. *J Prosthet Dent*, **7**, 770–786.

[17] Myers, M. L. (1982) Centric relation records-historical review. *J Prosthet Dent*, **47**(2), 141–145.

[18] Gysi, A. (1910) The problem of articulation. *Dent Cosmos*, **52**, 1–19.

[19] Mohamed, A., El-Aramany, M. A., George, W. A., and Scott, R. H. (1965) Evaluation of the needle point tracing as a method for determining centric relation. *J Prosthet Dent*, **15**, 1043.

[20] Massad, J. J., Connelly, M. E., Rudd, K. D., and Cagna, D. R. (2004) Occlusal device for diagnostic evaluation of maxillomandibular relationships in edentulous patients: A clinical technique. *J Prosthet Dent*, **91**, 586–590.

[21] Anderson, J. D., and Zarb, G. (2012) The dentures' polished surfaces, recording jaw relations, and their transfer to an articulator, in *Prosthodontic Treatment for Edentulous Patients: Complete Dentures and Implant-Supported Prostheses*, 13th edn. (eds G. Zarb, J. A. Hobkirk, S. E. Eckert, R. F. Jacob). Elsevier, St. Louis, MO, pp. 180–203.

第7章
中性区记录
Neutral-Zone Registration

简介

　　"中性区"一词首先被Wilfred Fish医生提出，其指出义齿的抛光面应当予以塑形，以不妨碍唇、颊、舌部的肌肉运动[1-2]。除了单纯修复口腔缺失牙以外，全口义齿还应当发挥功能性重塑口腔内真性空间及潜在空间的作用。无论采取何种制造工艺，功能上不适当的义齿排牙或生理上不能接受的基托面积及形态，往往显示出不良的修复体稳定性和固位能力[1-6]、发音困难[7]、面部组织支持不足[8]、舌部的不良姿势和功能不足[9]及过度恶心等[10-13]。

　　长期以来，随着全口义齿修复学的发展，对于义齿后牙区理想的颊舌向排牙指导得到了很大的发展和进步。如前描述，义齿的后牙排列应当占据先前所拔除的天然牙的空间[7,14-18]。另一种观点则认为义齿后牙应直接排列在无牙颌牙槽嵴顶[19-23]。此外，Weinberg[1]、Pound[24-26]、Halperin[27]、Devan[28-29]、el-Gheriani[30]、Lammie[31]、Wright[9]、Martong[32]和Campbell[33]已经发表了关于义齿后牙理想的颊舌向排列的很

多共性理论与策略。

记录无牙颌患者的生理性中性区

　　利用中性区[34-35]指导义齿后牙排列及基托轮廓的确定是有重要价值的。定义中性区，一定要加以考虑的就是潜在的义齿空间，即原天然牙列和牙齿支持组织占据的空间，中部以舌体为界，侧方以唇颊为界。中性区属于潜在的义齿空间。更准确地说，中性区是在正常的神经肌肉功能过程中舌体向外的力与唇颊向内的力达到相互平衡的区域[34]。总之，定义中性区的边界条件是通过在各种功能运动，如咀嚼、发音、吞咽和面部表情过程中肌肉的收缩与舒张确定的。

　　为了让全口义齿位于理论上稳定的中性区范围内，需对无牙颌口腔的动态生理和功能特点加以重视。临床医生需理解、确定、诱导并使用一个静态的颌位记录来记录口腔组织神经肌肉的功能性动态变化。一旦完成，这些信息就可以被应用到最终修复体的三维建立上。

　　记录中性区的过程由两步组成。第一步在确

Application of the Neutral Zone in Prosthodontics, First Edition. Joseph J. Massad, David R. Cagna,
Charles J. Goodacre, Russell A. Wicks and Swati A. Ahuja.
© 2017 John Wiley & Sons, Inc. Published 2017 by John Wiley & Sons, Inc.
Companion website: www.wiley.com/go/massad/neutral

定上下颌位置关系时实施，这一步将指导义齿后牙的颊舌向位置排列；第二步在试排牙蜡型时实施，这一步将指导义齿抛光面的塑形[35]。在确定颌记录之前，需使用可塑性合成印模膏来制作蜡殆堤（如第4章描述），这一步应注意操作时间。

操作方法[35]

（1）将带有可塑性合成印模膏蜡殆堤的下颌个别托盘放入60℃（即140℉）的水浴中（图7.1a）。

（2）一旦印模膏完全软化（图7.1b），将下颌个别托盘迅速移出水浴锅并放入患者口内（图7.2）。这一步不使用上颌个别托盘是因为可以消除在记录中性区过程中引起的压力。

（3）给患者一杯温水，嘱其啜饮并吞咽，重复这一动作（图7.3a）。

（4）重复几次啜饮及吞咽动作。热塑性印模膏通过颊部和唇部肌肉的功能性向内运动及舌部肌肉的功能性向外运动得到整塑（图7.3b）。随着材料的冷却和固化，使得塑性

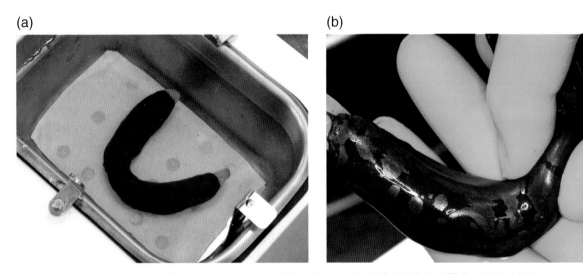

图7.1　（a）将热塑性印模膏放入60℃（即140℉）的温水浴中；（b）待印模膏完全软化后移出水浴锅。

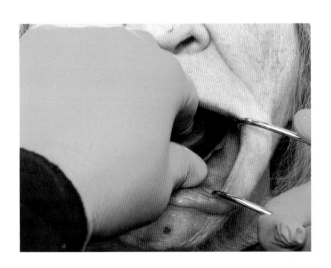

图7.2　将软化的印模膏放入患者口内。

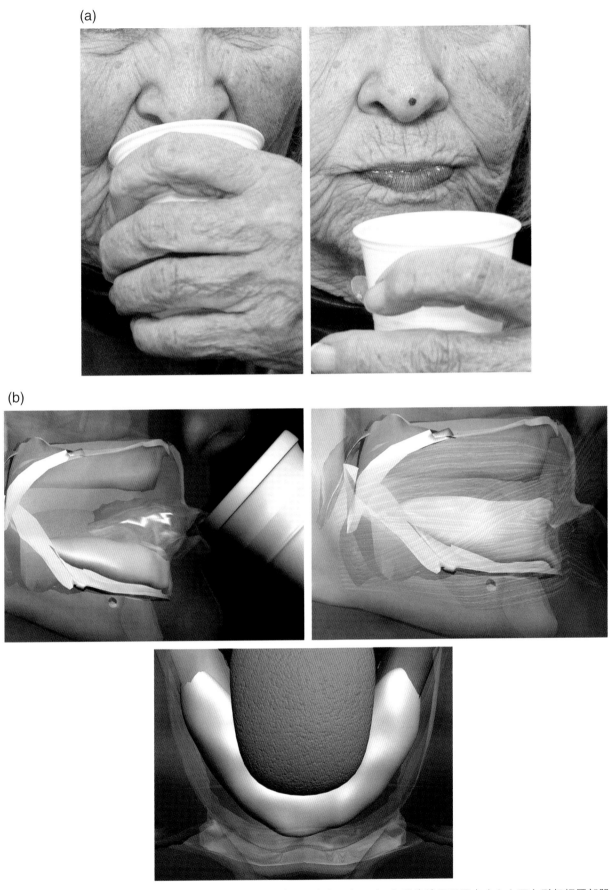

图7.3 （a）给予患者一杯温水，嘱其啜饮（左图）并吞咽（右图）；（b）啜饮并吞咽温水（上左图）引起颊唇部肌肉的功能性向内运动及舌部肌肉的功能性向外运动（上右图），因此获得中性区记录（中图）。

印模的形态呈现出中性区的范围。

（5）中性区切端长度的记录与患者放松状态下的下唇相适应。中性区记录的高度应保持在上下唇分离时下唇自然放松的水平。如果该记录高于放松状态的下唇缘，则用尖刀片在印模上画出下唇缘线。

（6）当印模膏硬固后，将其在患者口内取出并评估其准确性（图7.4）。如果必要的话，这一步可以重复以获得一个最适宜的中性区记录。

（7）过多的材料可用尖刀片去除（图7.5）。这个印模可以重新放入口内以复核形态。

（8）接下来将中性区记录安置在下颌工作模型上，并使用硅橡胶包裹在中性区记录周围用以指示舌和唇颊侧的范围（图7.6）[35]。

这种简短的操作利用患者自身的生理运动进行印模功能整塑，因此非常具有可重复性。使用这项技术为下颌义齿后牙的排牙提供了非常有利的指导。

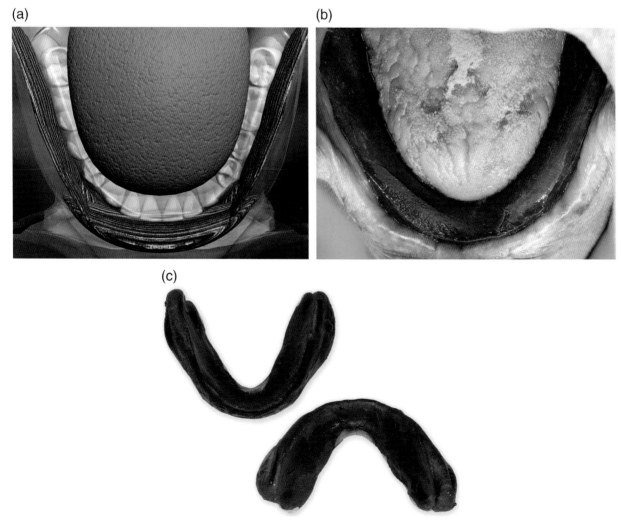

图7.4　（a）由舌体前部、唇侧的嘴唇及颊侧的面颊部围成的中性区；（b）临床上形成的记录；（c）中性区𬌗面观（上左）及舌面观（右下）。

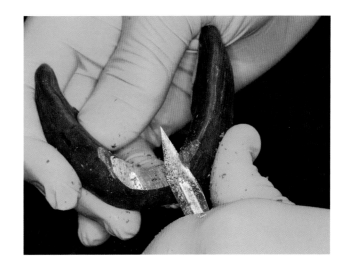

图7.5 用尖刀片修整中性区记录。

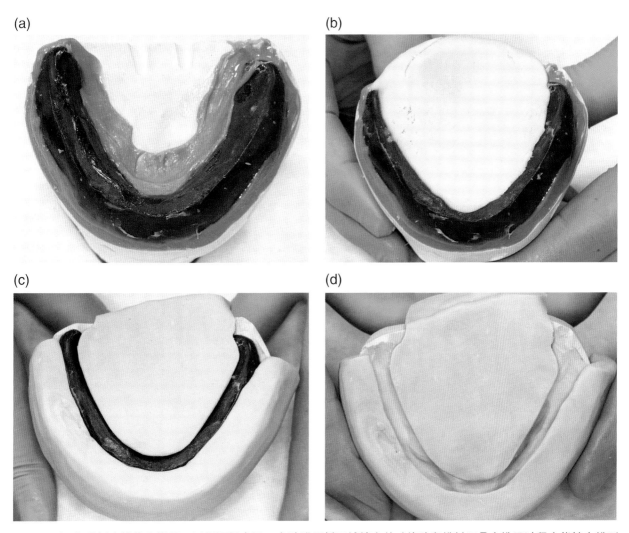

图7.6 （a）舌侧沟槽作为指示，以保证颊廊及口底黏膜反折区域填充的硅橡胶印模材记录在排牙过程中能够在模型上完全就位；（b）使用硅橡胶在中性区记录周围指示舌体范围；（c）使用硅橡胶在中性区记录周围指示颊部范围；（d）颊舌侧记录之间的中性区范围。

记录牙列缺损患者的生理性中性区

长期无牙颌患者通常表现唇颊部肌张力下降和舌体增大，因此影响修复体的固位和稳定。应用中性区概念进行无牙颌患者的可摘义齿修复，可增强修复体的稳定性，并减少食物在前庭区的残留。缺牙严重、重度牙齿磨耗和OVD降低的患者（需行即刻全口义齿或全口固定重建的患者）通常出现肌张力降低及舌体增大。这类患者中性区的准确记录可通过一种被称为"cameogram"的临床记录完成。

cameogram可辅助确定义齿的后牙的颊舌向位置、基托的厚度、磨光面的轮廓和形态。在cameogram的制取过程中，需完成印模材的生理性整塑，以达到修复体磨光面与唇、颊、舌部肌肉在生理上相和谐的效果。

操作方法

将高黏度聚硅氧乙烯印模材（VPS）注射到前庭的最底部（图7.7）。指导患者做一系列口腔运动以整塑VPS记录材料。对于整塑记录材料的适宜运动包括：噘嘴向前，微笑，张闭口，下颌侧方运动。这些动作需重复多次。在记录材聚合足够时间后，将其小心移出口外并评估（图7.8）。同样，VPS印模材也注射到下颌弓舌侧移行沟的最底部（图7.9a）。对于整塑舌记录的运动包括伸舌并左右摆动、舌舔上下唇。这些动作

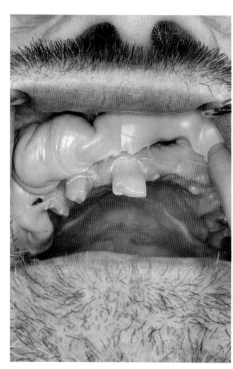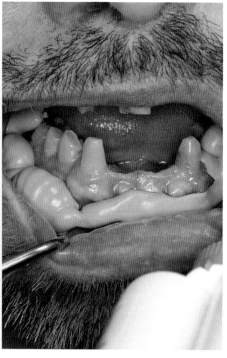

图7.7　VPS印模材注射入上颌弓（左图）及下颌弓（右图）。

需重复多次。在足够的聚合时间后，小心移出记录并评估（图7.9b）。

当缺牙数目很多时，使用可塑性印模膏记录缺牙区域的中性区。印模膏需加热软化并放入口内。如前所述，患者做吞咽动作来记录颊部向内的力和舌体向外的力。

最后，将VPS硅橡胶（Flexitime Easy Putty - Heraeus Kulzer）固定在记录材的周围，并安置在工作模型上（图7.10）。这些指示将在后面用来将所记录的中性区的生理性范围转移到过渡义齿或最终义齿的磨光面轮廓上。

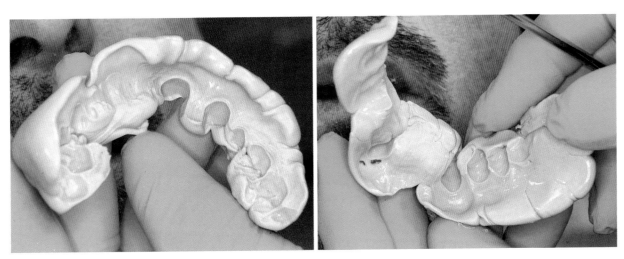

图7.8　上颌（颊）磨光面印模（左图）；下颌（颊）磨光面印模（右图）。

(a)　(b)

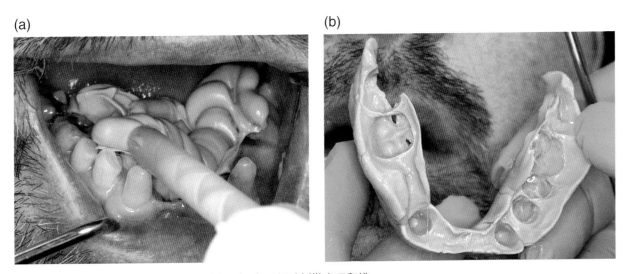

图7.9　（a）VPS印模材注射入下颌舌侧；（b）下颌舌侧抛光面印模。

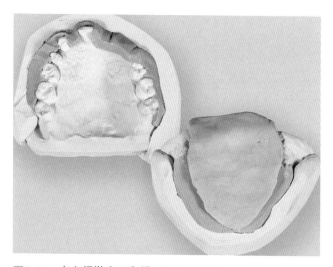

图7.10　在上颌抛光面印模周围用硅橡胶示意颊部范围（左图）。在下颌抛光面印模的颊舌侧用硅橡胶示意颊部和舌部范围（右图）。

总结

本章陈述了中性区概念及记录方法。通过关注并设法获得适宜的义齿磨光面形态，就能实现全口义齿的良好稳定、固位和舒适度。

参考文献

[1] Weinberg, L. A. (1958) Tooth position in relation to the denture base foundation. *J Prosthet Dent*, **8**, 398–405.

[2] Fish, E. W. (1933) Principles of Full Denture Prosthesis. John Bale, Sons & Danielsson, Ltd, London, p. 1–8.

[3] Wright, C. R. (1966) Evaluation of the factors necessary to develop stability in mandibular dentures. *J Prosthet Dent*, **16**, 414–430.

[4] Brill, N., Tryde, G., Cantor, R. (1965) The dynamic nature of the lower denture space. *J Prosthet Dent*, **15**, 401–418.

[5] Sheppard, I. M. (1963) Denture base dislodgement during mastication. *J Prosthet Dent*, **13**, 462–468.

[6] Kuebker, W. A. (1984) Denture problems: Causes, diagnostic procedures, and clinical treatment. I. Retention problems. *Quintessence Int Dent Dig*, **15**, 1031–1044.

[7] Pound, E. (1954) Lost – Fine arts in the fallacy of the ridges. *J Prosthet Dent*, **4**, 6–16.

[8] Fahmy, F. M., Kharat, D. U. (1990) A study of the importance of the neutral zone in complete dentures. *J Prosthet Dent*, **64**, 459–562.

[9] Wright, C. R., Swartz, W. H., Godwin, W. C. (1961) Mandibular Denture Stability - A New Concept. Ann Arbor: The Overbeck Co, p. 29–41.

[10] Schole, M. L. (1959) Management of the gagging patient. *J Prosthet Dent*, **9**, 578–583.

[11] Morstad, A. T., Peterson, A. D. (1968) Postinsertion denture problems. *J Prosthet Dent*, **19**,126–132.

[12] Means, C. R., Flenniken, I. E. (1970) Gagging – A problem in prosthetic dentistry. *J Prosthet Dent*, **23**, 614–620.

[13] Kuebker, W. A. (1984) Denture problems: causes, diagnostic procedures, and clinical treatment. III/IV. Gagging problems and speech problems. *Quintessence Int Dent Dig*, **15**,1231–1238.

[14] Watt, D. M. (1978) Tooth positions on complete dentures. *J Dent*, **6**,147–160.

[15] Watt, D. M., MacGregor, A. R. (1986) Designing Complete Dentures, 2nd ed. IOP Publishing Ltd, Bristol, p. 1–31.

[16] Robinson, S. C. (1969) Physiological placement of artificial anterior teeth. *J Can Dent Assoc (Tor)*, **35**, 260–266.

[17] Payne, A. G. (1971) Factors influencing the position of artificial upper anterior teeth. *J Prosthet Dent*, **26**, 26–32.

[18] Murray, C. G. (1978) Re-establishing natural tooth position in the edentulous environment. *Aust Dent J*, **23**, 415–421.

[19] Rahn, A. O., Heartwell, C. M. Jr. (1993) Textbook of Complete Dentures, 5th ed. Lippincott, Williams & Wilkins, Philadelphia, p. 352–356.

[20] Hardy, I. R. (1942) Technique for use of non-anatomic acrylic posterior teeth. *Dent Digest*, **48**, 562–566.

[21] Lang, B. R., Razzoog, M. E. (1983) A practical approach to restoring occlusion for edentulous patients. Part II: Arranging the functional and rational mold combination. *J Prosthet Dent*, **50**, 599–606.

[22] Gysi, A. (1929) Practical application of research results in denture construction. *J Am Dent Assoc*, **16**, 199–223.

[23] Sharry, J. J. (1974) Complete Denture Prosthodontics, 3rd ed. McGraw-Hill, New York, p. 241–265.

[24] Pound, E. (1951) Esthetic dentures and their phonetic values. *J Prosthet Dent*, **1**, 98–111.

[25] Pound, E., Murrell, G. A. (1973) An introduction to denture simplification. Phase II. *J Prosthet Dent*, **29**, 598–607.

[26] Roraff, A. R. (1977) Arranging artificial teeth according to anatomic landmarks. *J Prosthet Dent*, **38**, 120–130.

[27] Halperin, A. R., Graser, G. N., Rogoff, G. S., Plekavich, E. J. (1988) Mastering the Art of Complete Dentures. Quintessence, Chicago, p. 125.

[28] Sears, V. H. (1949) Principles and technics for complete denture construction. St. Louis, Mosby, p. 103–108, 279–280.

[29] DeVan, M. M., (1954) The concept of neutrocentric occlusion as related to denture stability. *J Am Dent Assoc*, **48**, 165–169.

[30] el-Gheriani, A. S. (1992) A new guide for positioning of maxillary posterior denture teeth. *J Oral Rehabil*, **19**, 535–538.

[31] Lammie, G. A. (1956) Aging changes and the complete lower denture. *J Prosthet Dent*, **6**, 450–564.

[32] Martone, A. L. (1963) The phenomenon of function in complete denture prosthodontics. Clinical applications of concepts of functional anatomy and speech science to complete denture prosthodontics. Part VIII. The final phases of denture construction. *J Prosthet Dent*, **13**, 204–228.

[33] Campbell, D. D. (1924) Full Denture Prosthesis. Mosby, St. Louis, p. 82–84.

[34] Beresin, V. E., Schiesser, F. J., editors (1979). Neutral Zone in Complete and Partial Dentures, 2nd ed. Mosby, St. Louis, p. 15, 73–108, 158–183.

[35] Cagna, D. R., Massad, J. J., Schiesser, F. J. (2009) The neutral zone revisited: from historical concepts to modern application. *J prosthet Dent*, **101**, 405–412.

第8章
技工室二次流程——人工牙的选择与排列
Second Laboratory Procedure: Selection and Arrangement of Prosthetic Teeth

简介

使用面弓及𬌗记录将工作模型恰当地上到𬌗架上（图8.1）。当需要形成平衡𬌗时，可使用前伸𬌗记录及侧方𬌗记录来确定髁导斜度。

近年来，大众对美观的要求持续增加[1]，因此，人工牙的选择和排列对于成功的总义齿修复至关重要。人工牙选择需要的绝大多数信息应该在诊断及治疗计划阶段得到收集[2]。上颌前牙颜色的选择、形状的选择及排列的方式应根据患者的年龄、性别和性格来决定[1,3]。

来自美学蓝图即蜡𬌗堤及中性区记录的信息在义齿制作过程中一直保留。这些信息可以辅助人工牙的排列。后牙应根据预期的𬌗型来进行选择。3种常见的𬌗型为线性𬌗、舌向集中𬌗和解剖式平衡𬌗[4]。选择人工牙时应考虑到各种因素，如剩余牙槽嵴大小、形态、上下颌弓协调情况、旧义齿情况、美学需求、整体健康情况，以及患者对义齿使用的掌握情况等[4-5]。

在选择适当的𬌗型时，医生的临床技巧、知识及经验也可能会起到决定性作用。本章讲述如何以美学蓝图即蜡𬌗堤，及中性区记录来指导人工牙排列，同时介绍人工牙的选择和排列技巧。

制作美学蓝图记录导板

美学蓝图（Esthetic Blueprint, EBP）蜡𬌗堤是基于患者的美观及发音要求，可作为人工牙排列的参考。它包括一系列美学信息：中线、大笑线、唇倾度（唇的支持）、休息位及微笑位露牙量、𬌗平面的方向。通过制作美学蓝图记录导板，这些美学信息得以留存，并以此制作试排牙的义齿蜡型。制作美学蓝图记录导板的流程如下。

将记录基托和美学蓝图蜡𬌗堤在上颌模型上就位，同时在上颌工作模型的底座上使用研磨车针刻出几个凹槽（图8.2a），将适量的记录材料按照制造商推荐的方法混合，充分揉捏后，置于蜡𬌗堤的唇（颊）侧。记录材料应同时取到模型的底座部分和蜡𬌗堤的颊侧外形，从而记录蜡𬌗堤的𬌗平面位置。将记录导板从模型上取下，检

Application of the Neutral Zone in Prosthodontics, First Edition. Joseph J. Massad, David R. Cagna, Charles J. Goodacre, Russell A. Wicks and Swati A. Ahuja.
© 2017 John Wiley & Sons, Inc. Published 2017 by John Wiley & Sons, Inc.
Companion website: www.wiley.com/go/massad/neutral

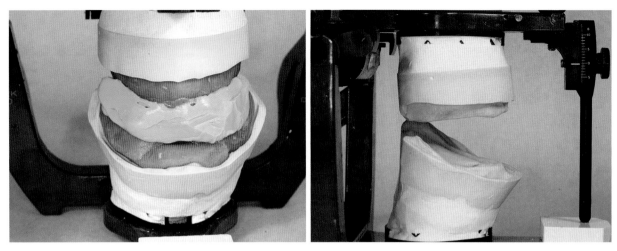

图8.1　使用上下颌殆记录将工作模型固定在半可调殆架上（左图）；侧面观察被固定的模型（右图）。

(a)　　　　　　　　　　　　　　　　(b)

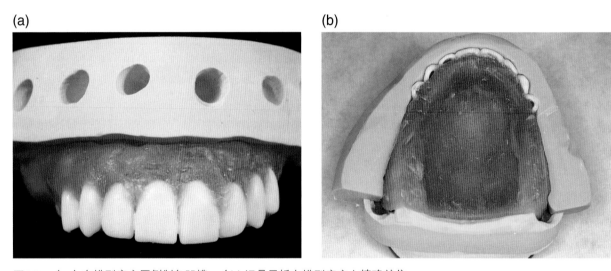

图8.2　（a）在模型底座唇侧制备凹槽；（b) 记录导板在模型底座上精确就位。

查其精确性，并修整边缘。蜡殆堤上的所有记号均应被转移至导板上。导板必须能与工作模型的底座紧密贴合（图8.2b）。

制作中性区记录导板

记录中性区可辅助建立下颌总义齿牙弓形态，决定殆面的宽度，以便于选择合适大小的下颌义齿人工牙并将其正确排列[6]。中性区信息可通过制作记录导板得以留存，随后根据导板制作试排牙的义齿蜡型。制作记录导板的流程如下[6]：

（1）将带有中性区记录的蜡殆堤放在下颌工作模型上，在模型底座使用研磨车针制备几个凹槽，并使用硅橡胶印模材将颊侧前庭、舌侧口底盖住。这样可以保证在排

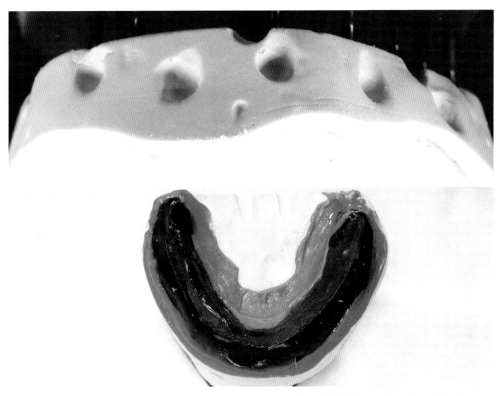

图8.3 下颌模型底座上制备的凹槽（上图），使用硅橡胶印模材盖住颊侧前庭和舌侧口底（下图）。

牙过程中两块记录导板的完全就位（图8.3）。

（2）按照制造商推荐的方法混合硅橡胶印模材，充分揉捏后，置于中性区蜡殆堤的舌侧，小心塑形，使之完全进入舌侧空间中。导板应该同时获取模型底座形态和中性区舌侧的形态。其高度应与蜡殆堤的殆面高度一致。

（3）如预期设计平衡殆时，应在后牙区放置一个带曲度的咬合板（图8.4a）。如果预期设计线性殆时，可以使用一个平坦的咬合板（图8.4b）。

（4）再次将硅橡胶印模材混合，放置在中性区蜡殆堤的唇颊侧形成记录导板。记录导板

应获取模型底座与蜡殆堤唇颊侧的信息。其高度应与蜡殆堤殆面的高度一致。当完全聚合后，将导板从模型上取下，检查精密度。导板应能准确地贴合于模型底座上（图8.5）。

前牙的选择

牙齿选择所需的绝大多数信息应在诊断及治疗计划阶段就被获取。模型、照片、旧义齿、商业说明书和/或临床调整过的蜡殆堤可作为选择及排列前牙的参考[7]。在选择人工牙时，医生应考虑到患者的需求、美学要求，以及功能的需要，以获得满意的效果[5]。

(a)

(b)

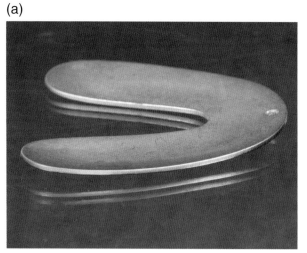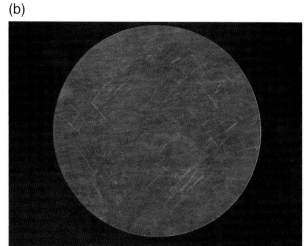

图8.4 （a）带曲度的咬合板；（b）平坦的咬合板。

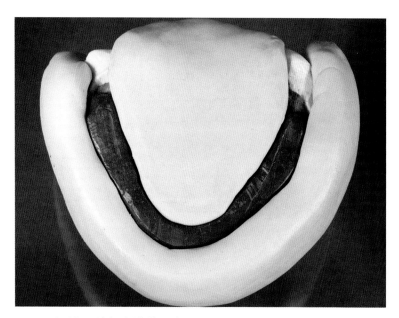

图8.5 颊侧及舌侧导板修整后并重新置于模型上。

人工牙的颜色、形态，以及牙齿的轴向、排列均应与患者的年龄、性别和性格相协调[3]。将所有的相关信息传达给技师非常有必要，以达到期望的美学效果。此外，在试排牙阶段，医生应将人工牙进行修整，以模拟磨耗、酸蚀、男性及女性气质等。义齿人工牙排列应遵循以下的顺序：

（1）上颌前牙。

（2）下颌前牙。

（3）下颌后牙。

（4）上颌后牙。

上颌前牙的排列

人工牙的位置应与天然牙尽量接近，以达

(a)
(b)

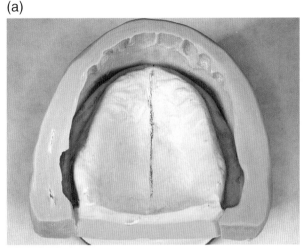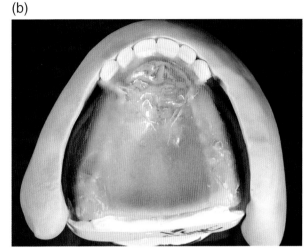

图8.6 （a）牙齿中线应与标记在美学蓝图导板上标记的中线相一致，并与切牙乳突的位置相匹配；（b）上前牙的唇侧应与美学蓝图记录导板的内侧面匹配。

到最佳的美观、功能及患者的舒适感[3]。可使用美学蓝图蜡殆堤、美学蓝图记录导板及解剖标志（如切牙乳突）指导上前牙的排列。总体而言，切牙乳突应位于两中切牙之间的腭侧[7]。上中切牙唇面至切牙乳突中点一般为8～12mm，距离取决于骨骼形态及剩余牙槽嵴吸收量[8]。

在开始排列上前牙前，将美学蓝图蜡殆堤置于上颌工作模型上。使用加热设备去掉蜡殆堤的一部分蜡。将其中一颗中切牙小心置于蜡殆堤上，并使用美学蓝图记录导板作为排牙指导，确保中切牙的唇面尽量与导板的内侧面贴合。如有需要，可调整切端的位置及形态。随后排列另一颗中切牙，确保唇面与导板接触，并适当调整切端。义齿的中线应与美学蓝图导板上标记的中线相一致，并与切牙乳突的位置相匹配（图8.6a）。随后，排列两颗侧切牙。对于期望牙齿自然排列的患者，可将侧切牙的位置稍加更改（间隙、旋转、重叠）以赋予义齿个性化特征[3]。尖牙的排列以美学蓝图导板上标示的口角连线作为

参考[9-11]，这条连线应经过尖牙近远中的中心。前牙唇面的最突点应与美学蓝图记录导板的内侧面匹配（图8.6b）。

从前面观，尖牙应稍向远中倾斜；牙尖顶应与中切牙切端在同一水平，颈部微突向唇侧，唇面的远中部分在患者露齿时不可见（图8.7）[1-2]。

关于如何通过自然、动态的排牙反映患者性别、个性、年龄因素的例子见图8.8[3]。可以运用表8.1中列出的特征来达到自然、美观的修复效果。

下颌前牙的排列

建议总义齿上下前牙在垂直向及水平向脱离接触，这样可以减小下颌运动时的不良脱位力和对前牙牙槽嵴的压力。当预期排列为平衡殆时，适当减小覆殆是必要的（图8.9）[1-2]。

中性区的位置被记录在下颌模型上。将先前的暂基托去除，并将舌侧中性区记录导板置于下颌模型上。在舌侧中性区记录导板的引导下，在

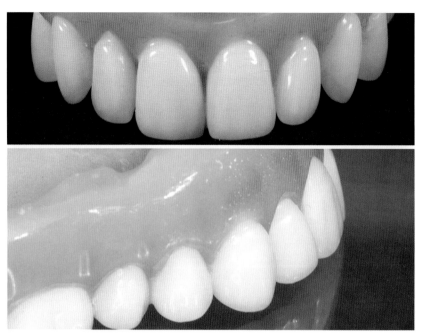

图8.7　尖牙稍向远中倾斜，颈1/3略突出，牙尖顶与中切牙切端都在验平面上。唇面的远中部分在患者露齿时正面观应不可见。正面观（上图）、侧面观（下图）。

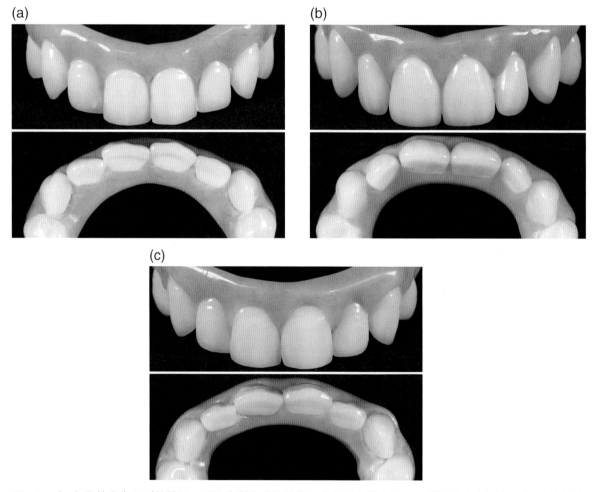

图8.8　（a）男性患者牙列的特征。可见清晰分明的线角、点角及方形人工牙。正面观（上图）、验面观（下图）。（b）女性患者牙列的特征。可见圆滑的线角、点角及卵圆形人工牙。同时侧切牙有旋转以形成柔和的牙弓弧线。正面观（上图）、验面观（下图）。（c）老年患者牙列的特征。可见磨耗面、染色及牙龈退缩、牙颈部暴露的情况。正面观（上图）、验面观（下图）。

下颌制作一个蜡𬌗堤。下前牙依次在蜡𬌗堤上进行排列。在排列下前牙的过程中，应不时合上𬌗架，以确定其与先前排列的上前牙在垂直方向上关系是否合适。下前牙应排列于中性区内以达到最佳的美学、发音和其他功能效果（图8.10）。

后牙的选择

后牙的选择应与𬌗型的选择相匹配[7]。以下因素可能影响𬌗型的选择[5]：

- 牙槽嵴大小。
- 牙槽嵴形态。
- 上下颌关系。
- 肌肉协调。
- 精神心理状态。
- 旧义齿情况。
- 复杂的解剖形态。
- 患者的要求。
- 医生的经验技巧。

表8.1　不同性别、年龄的患者静息时上中切牙暴露量[3]

	患者的年龄及性别	静息时上中切牙暴露量（mm）
a	年轻女性	3～4mm
b	年轻男性	1.5～2mm
c	中年女性	1～2mm
d	老年男性	0～1mm

对于全口义齿患者，主要使用3种𬌗型[4-5]。平面𬌗由非解剖式（无尖）牙排列形成，咬合面是一个平面[12-13]。舌向集中𬌗比较常用，可以使用解剖或半解剖上颌牙齿，与对颌牙所形成的平的或弧形的咬合平面相接触[14-15]。解剖（平衡）式后牙𬌗型有超过30°的牙尖斜度，可以排列

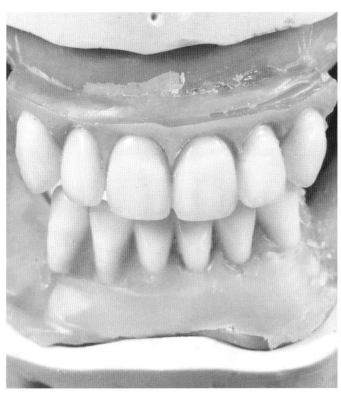
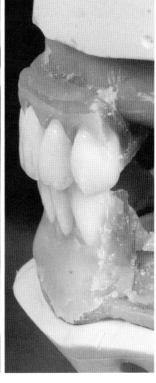

图8.9　建立垂直向的覆𬌗以达到平衡𬌗。正面观（左图）、侧面观（右图）。

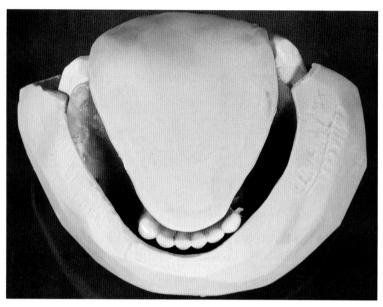

图8.10　下颌前牙排列在中性区范围内。应该注意的是下颌前牙排列在中性区范围内，并且稍偏舌侧，以利于与上颌前牙形成合适的覆盖关系。

为略成弧形的𬌗平面[16-18]。有一些补充的观点提出，可以用补偿曲线上的无尖牙或倾斜的第二磨牙来形成平衡𬌗。现在出现了一些特殊的牙齿形态，优化了舌向集中𬌗。大多数的义齿利用中性区理论，采用无尖牙或舌向集中𬌗型。

　　传统观点认为，下颌牙齿应该排列在牙槽嵴顶上。但是考虑到无牙颌口腔内环境的外界神经肌肉力量（中性区），下颌后牙最合适的排列位置应该在牙槽嵴顶偏颊侧。后牙可能需要排成反𬌗。

　　这种与正常的水平咬合关系相反的关系，常用来举例说明使用中性区理论进行排牙的不同𬌗型方案（图8.11）。

下颌后牙的排列

　　下颌后牙应该排列在中性区内（图8.12a）。后牙舌侧牙面应该与中性区指示导板的舌侧延伸区相接触。下颌后牙应该垂直放置，不倾斜。咬合面应该和美学蓝图蜡𬌗堤的咬合面接触。然后，𬌗平面应该位于平分颌间隙[1]或者磨牙后垫的中上1/3的交界处[19-20]。人工牙应该排列在水平牙槽嵴上，而不是放在延伸至磨牙后垫的斜坡上（图8.12b）[1]。前牙和后牙应该沿着一条平滑的曲线排列。所有后牙的中央沟和边缘嵴的中点应该在一条直线上（图8.13）。弧形的面板或者平板可用来辅助建立平衡𬌗和非平衡𬌗（图8.14）。

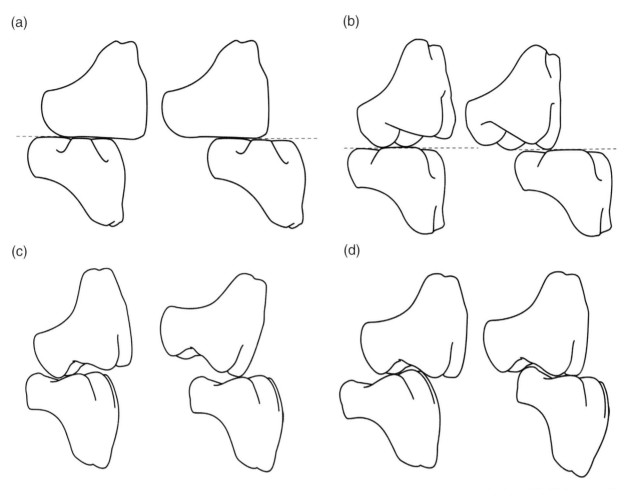

图8.11　（a）用非解剖式人工牙排列的平面殆型——正常咬合（左图）和反殆（右图）；（b）用半解剖式人工牙排列的平面殆型——正常咬合（左图）和反殆（右图）；（c）用半解剖式或者解剖式人工牙排列的杵臼接触平衡殆——正常咬合（左图）和反殆（右图）；（d）用解剖式或者半解剖式人工牙排列的上下尖窝接触平衡殆——正常咬合（左图）和反殆（右图）。

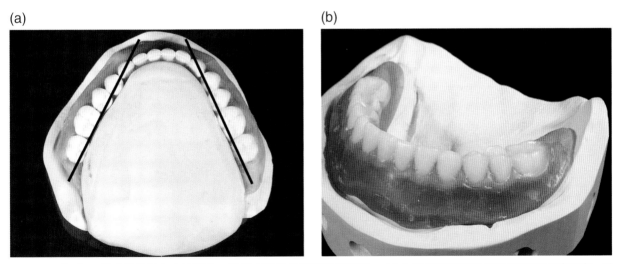

图8.12　（a）下颌后牙排列在中性区内。黑线表示的是下颌牙槽嵴顶。（b）殆平面后端与磨牙后垫2/3高度平齐。注意：人工牙不能排列在磨牙后垫的斜坡上。

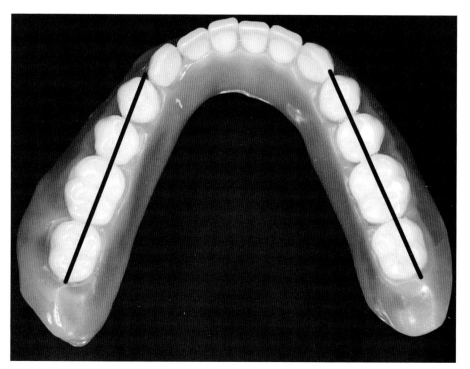

图8.13　后牙的中央沟和边缘嵴的中点在一条直线上。

(a)

(b)

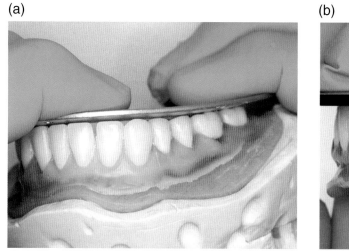

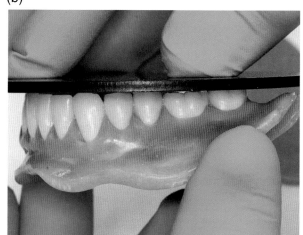

图8.14　（a）用曲面板指导后牙排列以获得平衡殆；（b）用平面板指导后牙排列来获得单一非平衡殆。

上颌后牙的排列

　　这一部分可以相对较快地完成，因为此前排列好的下颌后牙可以为上颌后牙的排列提供指导参考。用加热仪器将蜡熔化，并将人工牙小心地放入排列的位置。所有的上颌后牙的覆盖应该控制在1/4牙齿宽度以内（防止咬颊）（图8.15）。当上颌后牙排列在软蜡中后，合上殆架，上下颌牙齿接触，使上颌牙齿排列在正常的位置。每颗后牙都用这种方式来排列，直到排好所有上颌后牙。

　　剩余牙槽嵴吸收是无牙颌的后遗症之一。上

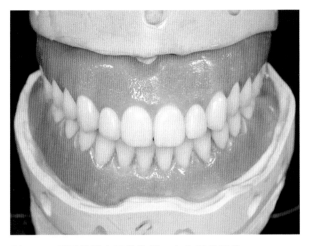

图8.15 后牙排列在正常位置，有合适的覆盖。

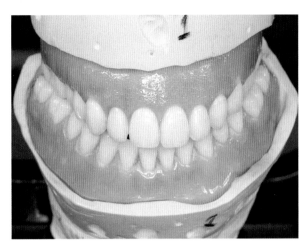

图8.16 上颌后牙排列成反𬌗。

颌骨向内、向后吸收，下颌骨向下、向外吸收，这容易造成近中颌关系[21-25]。如前文所述，中性区记录可以指导下颌牙齿排列于牙槽嵴顶稍偏颊侧。在患者口内，排列成正常水平咬合关系的上颌后牙可能会影响患者的舒适度、功能和义齿的稳定性[26]。在这些情况下，将后牙排列成反𬌗更容易实现全口义齿的预期稳定性（图8.16）[27]。

排牙完成后，评估和验证上下颌后牙的位置与咬合关系。𬌗架可以做前伸和侧方移动，来发现是否存在异常咬合接触。

牙列缺损患者的人工牙选择与排列

牙列缺损患者人工牙的选择和无牙颌患者的选择相似。对于有牙齿的患者（即将为总义齿），把模型上的牙齿磨除，并且表面修整为拔牙后预期吸收的轮廓[28]。诊断义齿的排牙区域仅限于牙齿缺失区。人工牙的排列方法如下。

使用硅橡胶印模材（Heraeus Kulzer）来制作围绕中性区的指示导板（如第7章所述），可以用于转移中性区的生理边界，辅助排牙，帮助形成最终义齿的表面形态（图8.17a，b）。前牙的唇侧边缘应该与中性区指示导板的弧形轮廓面一致（图8.17c）。

上颌后牙的排列参考中性区指示导板和下颌后牙的位置（图8.17d）。

当患者不希望修复下颌牙齿时，上颌后牙应该与剩余的下颌牙咬合接触（图8.17e）。一旦上颌牙齿𬌗平面确定，就可以开始考虑下颌缺失牙的修复。

所有的上颌后牙应该排列在导板围绕的模型范围内，并且在颊侧与对颌牙有大约1/4牙齿宽度的覆盖（防止咬颊）。当上颌后牙排列在软蜡中后，合上𬌗架，上下颌牙齿接触，使上颌牙齿排

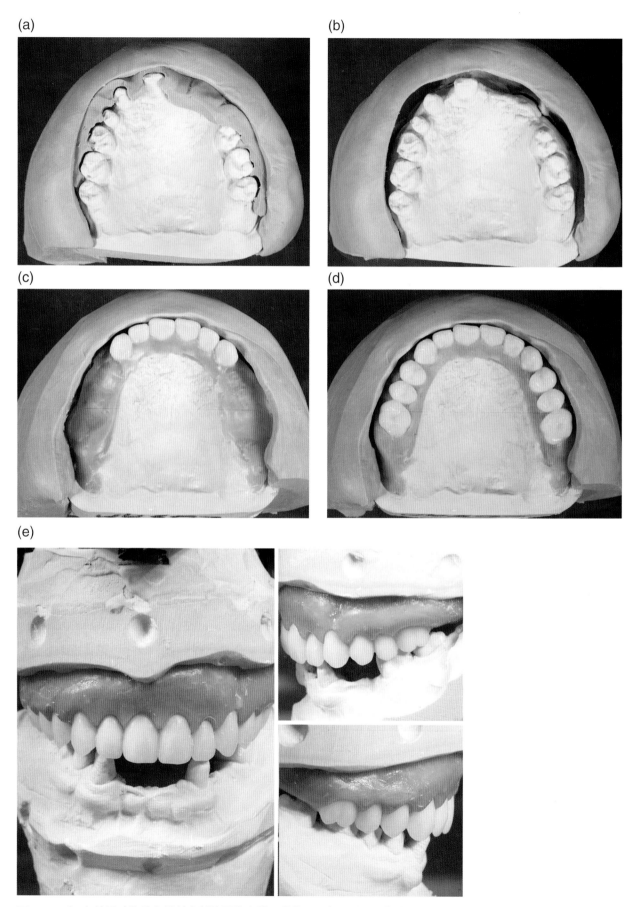

图8.17 （a）使用硅橡胶印模材来制作围绕中性区的指示导板；（b）中性区指示导板指示人工牙的排列位置；（c）前牙的唇侧边缘应该与中性区指示导板的弧形轮廓面一致；（d）上颌后牙的排列参考中性区指示导板和下颌后牙的位置；（e）上颌牙与下颌牙咬合接触。前面观（左图）、左侧面观（右上图）、右侧面观（右下图）。

列在正常的咬合位置。

记录导板在排牙中的使用。一旦排列好人工牙，确认好其位置和排列，修整好义齿蜡型，就可以为义齿的试排牙做准备了。

总结

本章描述了美学蓝图记录指示导板和中性区

参考文献

[1] Lefebvre, C., and Ivanhoe, J. R. (2009) Tooth arrangement, in *Textbook of Complete Dentures*, 6th edn. (eds. A. O. Rahn, J. R. Ivanhoe, K. D. Plummer). People's Medical Publishing House, Shelton, CT, pp. 198–215.

[2] Fenton, A. H., Chang, T.-L. (2012) The occlusal surfaces: The selection and arrangement of prosthetic teeth, in *Prosthodontic Treatment for Edentulous Patients: Complete Dentures and Implant-Supported Prostheses*, 13th edn. (eds. G. Zarb, J. A. Hobkirk, S. E. Eckert, and R. F. Jacob). Elsevier, St. Louis, MO, pp. 204–229.

[3] Frush, J. P., and Fisher, R. D. (1958) The dynesthetic interpretation of the dentogenic concept. *J Prosthet Dent*, **8**, 558–581.

[4] Tarazi, E., and Ticotsky-Zadok, N. (2007) Occlusal schemes of complete dentures – a review of the literature. *Refuat Hapeh Vehashinayim (1993)*, **24**, 56–64, 85–86.

[5] Parr, G. R., and Loft, G. H. (1982) The occlusal spectrum and complete dentures. *Compend Contin Educ Dent*, **3**, 241–250.

[6] Cagna, D. R., Massad, J. J., and Schiesser, F. J. (2009) The neutral zone revisited: from historical concepts to modern application. *J Prosthet Dent*, **101**, 405–412.

[7] Kapur, K. K. (1973) Occlusal patterns and tooth arrangements, in *International Prosthodontic Workshop on Complete Denture Occlusion* (eds. B. R. Lang and C. C. Kelsey), University of Michigan School of Dentistry, Ann Arbor, MI, pp. 145–172.

[8] Ortman, H. R. (1979) Relationship of the incisive papilla to the maxillary central incisors. *J Prosthet Dent*, **42**, 492–496.

[9] Hoffman, W., Bomberg, T. H., and Hatch, R. A. (1986) Interalar width as a guide in denture tooth selection. *J Prosthet Dent*, **55**, 219–221.

[10] Mavroskoufis, F., and Ritchie, G. M. (1981) Nasal width and incisive papilla as guides for the selection and arrangement of maxillary anterior teeth. *J Prosthet Dent*, **45**, 592–597.

[11] Wehner, P. J., and Hickey, J. C., Boucher, C. O. (1967) Selection of artificial teeth. *J Prosthet Dent*, **18**, 222–232.

[12] DeVan, M. M. (1954) The concept of neutrocentric occlusion as related to denture stability. *J Am Dent Assoc*, **48**, 165–169.

[13] Brudvik, J. S., and Wormley, J. H. (1968) A method of developing monoplane occlusions. *J Prosthet Dent*, **19**, 573–580.

[14] Parr, G. R., and Ivanhoe, J. R. (1996) Lingualized occlusion. An occlusion for all reasons. *Dent Clin North Am*, **40**(1), 102–112.

[15] Clough, H. E., Knodle, J. M., Leeper, S. H., *et al.* (1983) A comparison of lingualized occlusion and monoplane occlusion in complete dentures. *J Prosthet Dent*, **50**(2), 176–179.

[16] Landa, J. S. (1962) Biologic significance of balanced occlusion and balanced articulation in complete denture service. *J Am Dent Assoc*, **65**, 489–494.

[17] Sutton, A. F., and McCord, J. F. (2007) A randomized clinical trial comparing anatomic, lingualized, and zero-degree posterior occlusal forms for complete dentures. *J Prosthet Dent*, **97**(5), 292–298.

[18] Meyer, F. S. (1934) A new, simple and accurate technic for obtaining balanced and functional occlusion. *J Am*

Dent Assoc, **21**, 195–203.

[19] Boucher, C. O. (1964) *Swenson's Complete Dentures*, 5th edn. Mosby, St. Louis, MO, pp. 246–251.

[20] Hall, W. A. (1958) Important factors in adequate denture occlusion. *J Prosthet Dent*, **8**, 764–775. doi: 10.1016/0022-3913(58)90096-9

[21] Gysi, A. (1930) Occlusion and the cross-bite set-up, in *Prosthetic Dentistry – An Encyclopedia of Full and Partial Denture Prosthesis* (ed. I. G. Nichols). Mosby, St. Louis, MO, pp. 337–342.

[22] Pound, E. (1954) Lost – fine arts in the fallacy of the ridges. *J Prosthet Dent*, **4**, 6–16.

[23] Boucher, C. O. (1964) *Swenson's Complete Dentures*, 5th edn. Mosby, St. Louis, MO, pp. 215–286.

[24] Sicher, H. (1965) *Oral Anatomy*, 4th edn. Mosby, St. Louis, MO, p. 201.

[25] Davis, D. M. (1997) Developing an analogue/substitute for mandibular denture-bearing area, in *Boucher's Prosthodontic Treatment for Edentulous Patients*, 11th edn. (eds G. A. Zarb, C. L. Bolender, and G. E. Carlsson). St. Louis: Mosby, pp. 162–181.

[26] LaVere, A. M., and Freda, A. L. (1972) Artificial tooth arrangement for prognathic patients. *J Prosthet Dent* **28**(6), 650–654.

[27] Massad, J. J., William, J. D., June, R., *et al.* (n.d.) Rationale for adhesive in complete denture therapy. *Dent Today*, http://www.dentalcare.es/media/es-ES/research_db/pdf/fixo/massad.pdf (accessed February 12, 2017).

[28] Jerbi, F. C. (1996) Trimming the cast in the construction of immediate dentures. *J Prosthet Dent*, **16**, 1047–1053.

第9章
试排牙
Trial Placement Appointment

简介

试排牙过程对于最终戴牙至关重要[1-3]。这一次就诊是医生确保义齿能够满足患者的美观、发音及功能需求的最后机会。在试排牙过程中，可以检查人工牙的位置、颜色和形状及唇颊支持、咬合垂直距离、正中𬌗关系，并在𬌗架上评估上下颌的水平向及垂直向关系[1-3]。在义齿装胶前，这是患者和医生评估最终修复体美学设计的最后机会。如果发现问题，则在这次就诊中应予以修改。在不可逆的装胶过程前，患者和医生应当完全满意。

邀请患者及患者重要的家属（对于患者做决定起重要作用的人）见证试排牙的效果，这是前几次就诊的成果。家属的参与可能有助于患者适应新义齿。这个过程可以是几分钟到几小时不等，取决于先前修复操作和程序的准确性及患者的个性类型。务必记得，当义齿仍处于蜡型阶段时，做调整更加容易且代价小，一旦义齿完成，再做调整将是昂贵的或不可能的。

𬌗架、石膏模型、蜡型务必保持干净、整洁地放置在患者面前。在进行试排牙前，应评估基托并调整，以确保舒适（图9.1）。如果基托固位不良，可能需要使用适量的义齿稳固剂以保证其在诊疗过程中的稳定。应向患者解释，为了避免损伤工作模型，修复体蜡型不会像正式修复体那样进入组织倒凹，也不能像最终修复体一样合适。同样，告知患者最终修复体基托树脂的颜色将比蜡型更加自然和美观。应给患者提供比色板来帮助其选择最终基托树脂的颜色，消除关于基托蜡型颜色的担忧。

评估美观效果

在对患者进行美学评估时，应当站在距离患者6～8英尺（即1.8～2.5m）的位置。在牙椅上评估不能给出患者微笑观的全部信息。许多临床医生会让患者走动、转身微笑，以检查其微笑是否合适和自然，如有必要再做调整。在本次就诊中应评估中线、𬌗平面、牙的位置、唇颊的支持及义齿的尺寸、形状和颜色（图9.2和图9.3a～c）。医生也可评估个性化特征（如间隙、

Application of the Neutral Zone in Prosthodontics, First Edition. Joseph J. Massad, David R. Cagna, Charles J. Goodacre, Russell A. Wicks and Swati A. Ahuja.
© 2017 John Wiley & Sons, Inc. Published 2017 by John Wiley & Sons, Inc.
Companion website: www.wiley.com/go/massad/neutral

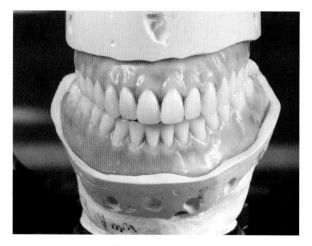

图9.1 在𬤊架上评估人工牙的排列。

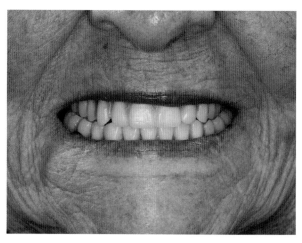

图9.2 在试排牙过程中评估人工牙的位置、颜色及形状。

覆盖、磨耗面、着色），以更进一步改进修复体美观。

大多数患者在接受微笑指令时会反馈一个大笑，而一些患者不会自主微笑。这部分患者可让其发"e"音。在患者做出反应到完成动作期间观察义齿美学，获得可视化的信息（图9.3d）。如前所述，让患者与家属评估、观察、讨论义齿蜡型是非常重要的。应给患者一面镜子，以便观察并表达其对于蜡型的喜欢与不喜欢之处（图9.3e）。对于害羞的患者，可针对其微笑、颜色、义齿形态、牙齿外观及排牙来询问特定的问题。患者所有的关心应当予以注意，并应当说明一些因素，如皱纹、较深的软组织褶皱，不能单单通过活动义齿来修正。重要的是，要向患者解释为了加强现有的美观性已经采取了所有必要的步骤。如果做到提前宣教，大多数患者能够理解并适应全口义齿，但如果没有及时跟患者渗透这些信息，尤其在戴牙时才宣教，就会显得被动。

评估发音

评估发音有助于判断当患者讲话时义齿的位置及上下颌义齿之间的空间。发音也是一种确定及评估垂直距离的方法[4-8]。在这个过程中，指导患者发出特定语音并观察唇齿相邻关系。发唇齿音"F"和"V"有助于评估上颌前牙和下唇的关系。上颌前牙切端理想的位置应当是在发"F"和"V"音时轻轻接触下唇干湿线（图9.4a）。这些发音有助于评估上颌前牙是否过长、过短或过于唇倾或舌倾[9]。

齿音"S"（sixty-six，Mississippi）由舌尖及硬腭前部发出[9]。齿音有助于评估上下颌前牙的高度、颌间距离及上颌前牙的唇舌向位置[9]。当发齿音时，应可观察到上下颌前牙切缘靠近但却不接触（图9.4b）。如果这类发音不清晰，蜡型上的前牙应重新排列以确保语音清晰。

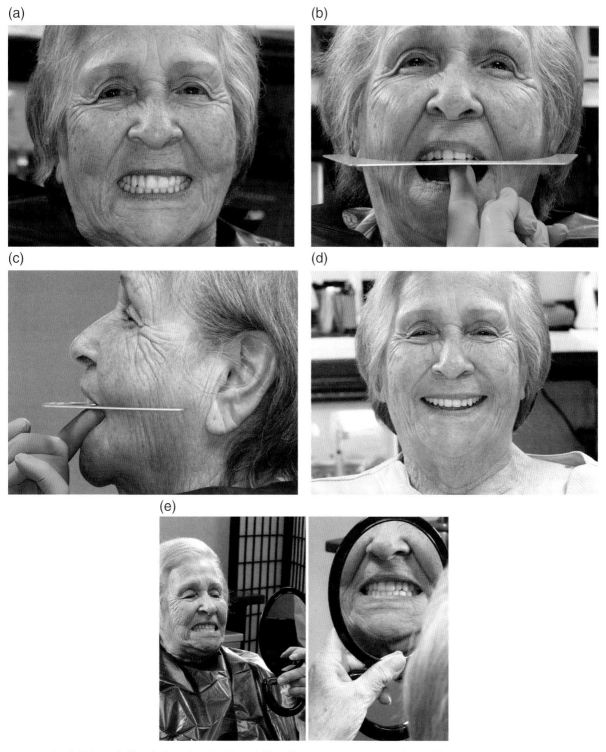

图9.3　（a）评估义齿蜡型中线；（b）评估义齿蜡型前牙骀平面；（c）评估义齿蜡型后牙骀平面；（d）通过蜡型评估患者的微笑；（e）患者自评试戴蜡型后的微笑。

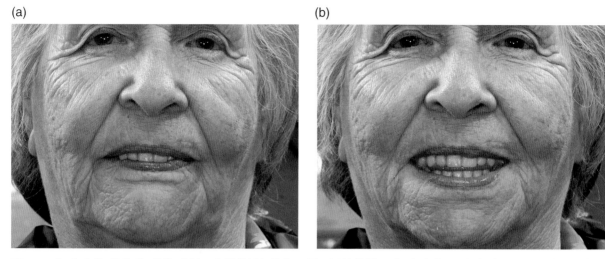

(a) (b)

图9.4 （a）在发"F"和"V"音时，上颌前牙切缘与下唇干湿线接触；（b）当发"S"音时，上下颌前牙切缘靠近但不接触。

评估咬合垂直距离（OVD）

如果患者旧义齿还在，可用孔径规（博利氏规）或卡尺来测量并比较试戴蜡型及旧义齿时的咬合垂直距离（图9.5a）。OVD的评估方法与确定垂直距离和正中关系的方法相同[10]。并可以通过美学和发音评估来验证[4-8]。OVD的美学评估方法包括面部三等分法（上中下1/3几乎相等）（图9.5b）[11]。患者应面部放松，表情舒适，戴好蜡型，不过度闭口也避免过度张口。当患者发齿音时应当有一个较为理想的颌间分离[12]。如果在发齿音时，对颌牙接触，则说明OVD过大。蜡型应重新上𬌗架，按照计划的减少量升高切导针。将下颌蜡型烤软，通过关闭𬌗架，让切导针接触，使垂直距离降低。如果OVD需减少的量超过3～4mm，则需要重新确定正中关系。下颌蜡型上的人工牙则应去掉，为颌位记录提供材料空

间。下颌石膏模型应重新上𬌗架。

如果OVD需上抬超过3～4mm，也应重新确定正中关系。此时有充足的颌间空间，在取𬌗记录之前无须移出人工牙。下颌石膏模型应重新上𬌗架。

当调整蜡型的OVD时，前后关系的改变及人工牙的倾斜也应予以纠正。在调整完毕后，蜡型应重新戴入口内，再评估OVD。

评估正中接触位

评估正中关系位的准确性是非常重要的[2-3]。正中关系位可通过口内义齿的咬合与𬌗架上的咬合比较来检查（图9.6）。暂基托应保持良好的固位和稳定性以便检查咬合。下颌暂基托通常需要医生辅助固位以防蜡型由于承托组织运动的原因移位，应确保暂基托与下颌运动同步。如果上

(a)

(b)

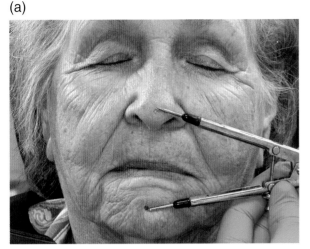
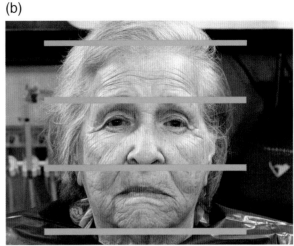

图9.5 （a）口内试戴蜡型，复核OVD；（b）面部三等分几乎相等（上1/3、中1/3、下1/3）。

颌暂基托固位不良，也应人工辅助固位。如有必要，可以在暂基托组织面使用稳固剂来增加固位。医生应引导患者到达正中关系位（引导下颌后退法[13]/双手操作法[14]）或训练患者通过卷舌后舔尽可能向后闭口达到正中关系位[15]。观察闭口时牙齿的第一接触位置。所有牙齿应在无干扰的情况下同时接触在正中关系位。

如果在颌位记录过程中使用了正中记录仪（central bearing point devise），通常不需要再核对石膏模型上𬌗架的准确性。

外部印模

Fish提到，全口义齿每个面（包括磨光面）都应适应口腔组织或对颌牙的形态[16-17]。磨光面是指接触唇颊舌部的面[17]。磨光面不应由技师经验性制作。它应当根据唇颊舌肌肉的功能运动被

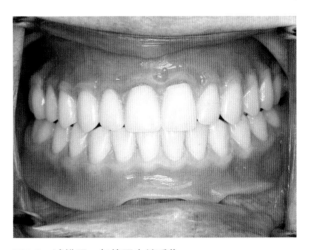

图9.6 试排牙，复核正中关系位。

合理塑形[17-18]。唇颊舌部肌肉对磨光面（有合理塑形时）起到弹性压力，能保持义齿在位而不是移位（图9.7）[18]。理想塑形的磨光面能够允许肌肉稳定住食团，同时，稳定住义齿[18]。甚至在被动阶段，肌肉接触到理想的磨光面的力量将辅助全口义齿的固位[19]。未适当塑形的磨光面会引起义齿松动及固位不良[18-19]。良好抛光的表面不仅

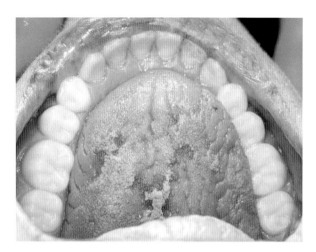

图9.7　唇颊舌部肌肉对义齿磨光面施加压力。

有助于义齿的固位和稳定，也有助于改善发音，提高患者的舒适度和适应性。

牙槽嵴过度吸收会降低义齿承托区面积，影响修复体的固位和稳定[18]。当义齿承托区减少时，磨光面相应增加。人工牙的颊舌向位置及磨光面的形态在保持全口义齿的固位方面起着重要作用[18]。中性区是口内舌体向外的力与唇颊向内的力相互平衡的区域[20]。这些力量通过咀嚼、发音、吞咽时肌肉的动作产生[20]。这些力量的大小和方向因时而异，也因人而异[19-20]。准确决定中性区的范围需要两步——一个特殊的殆记录来决定蜡型上人工牙的颊舌向位置（见第6章）和一项额外的印模技术（外印模）来准确记录义齿磨光面外形[18]。蜡型上人工牙的位置由中性区记录来决定（见第8章）。排牙一完成，就可以约患者来取外印模。

外印模或称之为磨光面印模、中性区印模，包括在义齿蜡型的唇、舌、腭面放置印模材，也包括在人工牙颈部及义齿外围部分[19]。很多文献里以将制取外印模作为制作义齿的精确磨光面的

方法，或者作为判断义齿是否需要调整的诊断方法，报道了制取外印模的不同方法。外印模记录唇颊舌部肌肉的运动，有助于确定磨光面的厚度、轮廓及形态[19]。在制取外印模的过程中，需要进行印模材的整塑，这样才能使磨光面的外形与肌肉运动协调[19]。

操作方法

一个外印模应一次性取上颌或下颌。将蜡型放入患者口内，并训练患者适当进行必要的肌肉整塑运动。在取外印模之前，需沿着蜡型边缘小心取出人工牙根方的蜡。移除上下颌义齿的颊唇舌、腭面的基底蜡（图9.8a，b）。

氧化锌丁香酚糊剂、蜡、弹性印模材或义齿软衬材料均可以用作此项技术的印模材。乙烯基多聚硅橡胶印模材（VPS）较为便捷易操作，并且适用于各种黏度。将适宜黏度的VPS应用在义齿蜡型上移出了部分蜡的区域来增强记录材料的固位（图9.9）。通常，唇颊面先被记录，然后是舌腭面。将轻体VPS应用在义齿蜡型移除了部分蜡的区域（图9.10）。拉开唇颊部，将义齿蜡型小心放入患者口内，注意避免印模材的移位（图9.11和图9.12）。指导患者进行一系列的口腔运动来整塑印模材。

对于上下颌而言，整塑唇颊部抛光面外形的适宜运动包括：噘嘴，微笑，张闭口，下颌左右移动（图9.13和图9.14）。在印模材固化充分后，将义齿蜡型小心移出口外并评估（图9.15和图9.16）。舌腭面的整塑按照上述方式重复。

对于上颌义齿蜡型，整塑上颌腭侧磨光面

(a)

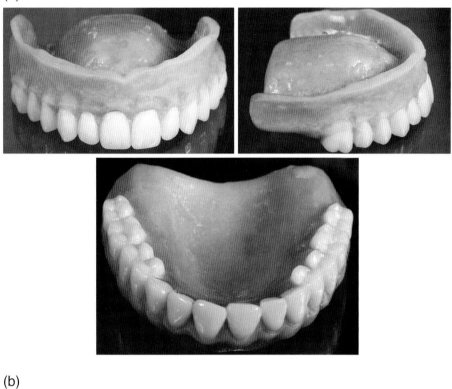

(b)

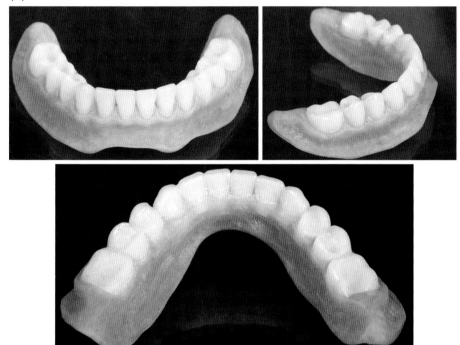

图9.8 （a）上颌义齿蜡型唇颊腭部人工牙根方区的基底蜡被小心去除——正面观（左上图）、殆面观（下图）、右侧观（右上图）；（b）下颌义齿蜡型唇颊舌部人工牙根方区的基底蜡被小心去除——正面观（左上图）、舌侧观（下图）、右侧观（右上图）。

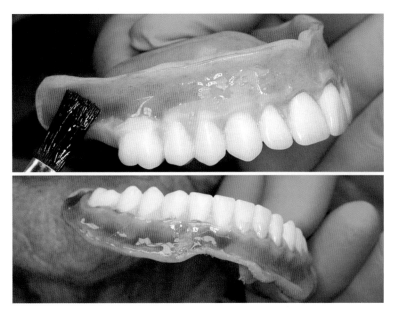

图9.9 义齿蜡型磨光面涂布粘接剂——上颌义齿（上图）、下颌义齿（下图）。

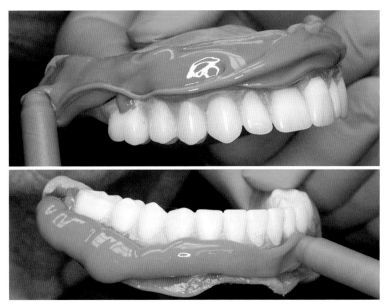

图9.10 将乙烯基硅橡胶印模材应用到义齿蜡型移除了基底蜡的唇颊区——上颌义齿（上图）、下颌义齿（下图）。

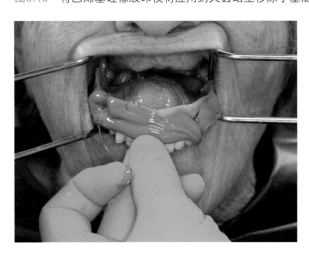

图9.11 牵拉唇颊部以防在蜡型放入口内过程中导致印模材移位。

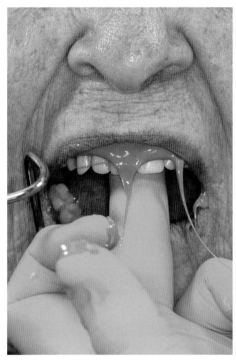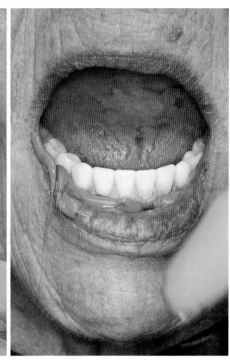

图9.12　带有VPS印模材的蜡型被放入口内——上颌义齿（左图）、下颌义齿（右图）。

的适宜运动包括：指导患者小口吞咽喝水，发齿音及唇齿音（图9.17）。对于下颌义齿蜡型，整塑舌侧磨光面的适宜运动包括：指导患者小口吞咽喝水，向前伸舌并左右摆动，舌舔上下唇（图9.18）[19]。这些动作需重复多次。印模材充分固化后，将义齿蜡型小心移出口外并评估（图9.19和图9.20）。用尖刀片小心地去除过量的印模材，并用少量的蜡封闭印模材于磨光面的边缘。然后将蜡型放置在石膏模型上，准备好进行下一步骤（图9.21）。如果将在专业课上和技工室中学习到的义齿磨光面外形与通过外印模技术进行

生理性整塑得到的磨光面外形相比较，则可以得到令人感兴趣的结果。

总结

试排牙是非常关键的一个过程，因为这是临床医生确保最终修复体可满足患者的美观、发音及功能需求的最后机会。在试排牙期间，人工牙的位置、唇颊的支持、咬合垂直距离、正中关系位、石膏模型在𬌗架上的水平向及垂直向的咬合关系需在制取外印模前评估。

(a) (b) (c)

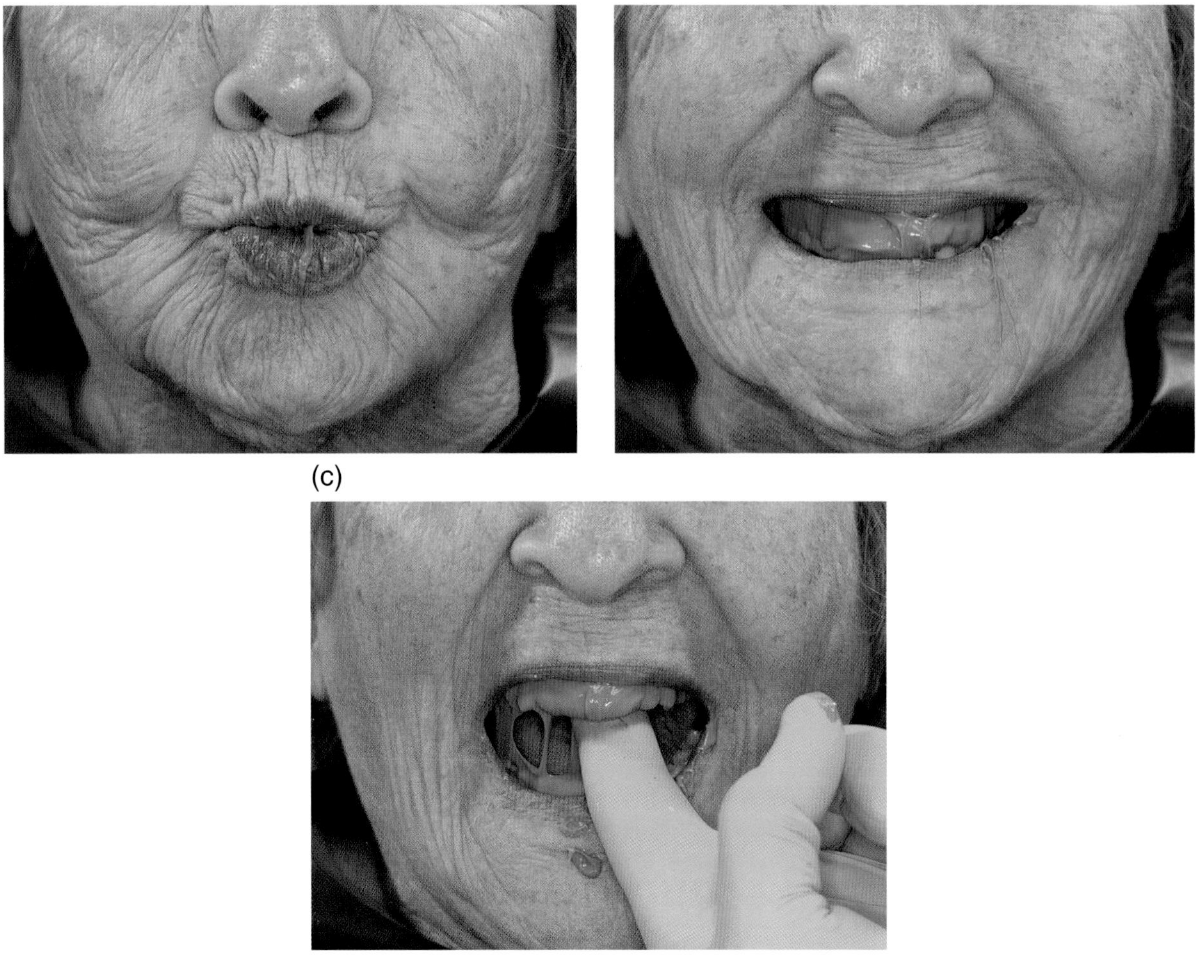

图9.13 患者整塑上颌义齿蜡型的唇颊侧磨光面的面部运动 。(a) 噘嘴；(b) 微笑；(c) 大张口。

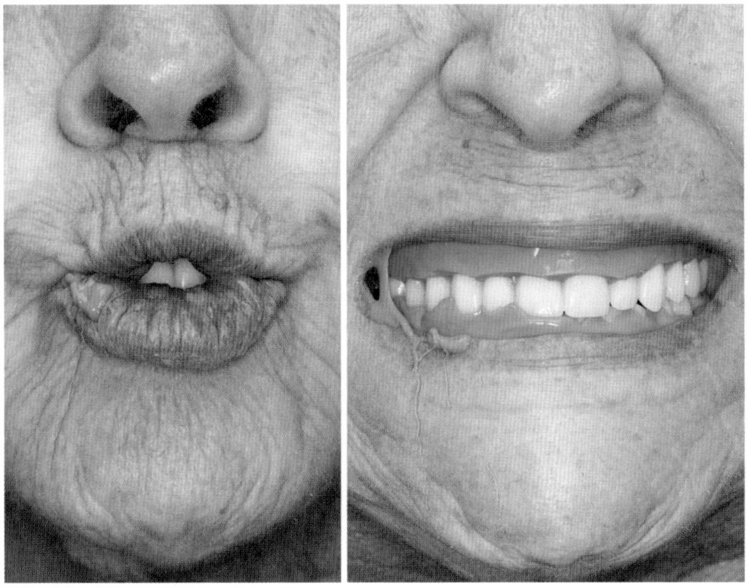

图9.14 患者整塑下颌义齿蜡型的唇颊侧磨光面的面部运动——噘嘴 (左图)、微笑 (右图)。

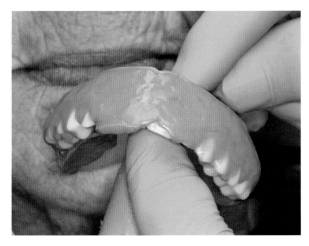 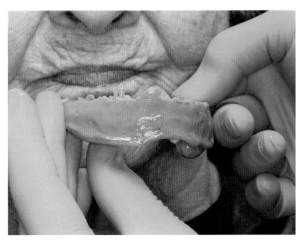

图9.15 上颌义齿蜡型的唇颊面的外印模。　　图9.16 下颌义齿蜡型的唇颊面的外印模。

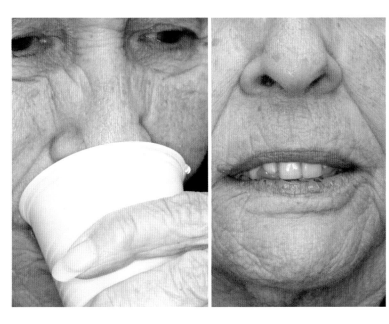

图9.17 患者整塑上颌义齿蜡型腭侧磨光面的面部运动。指导患者小口饮水、吞咽（左图）；患者发唇齿音（右图）。

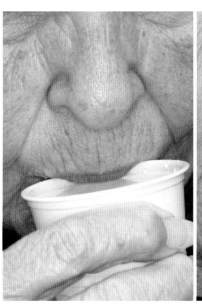 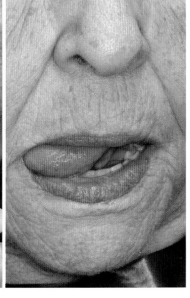

图9.18 患者整塑下颌义齿蜡型舌侧磨光面的面部运动。指导患者小口饮水、吞咽（左图）；患者向前伸舌，并左右摆动（右图）。

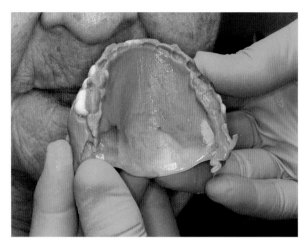

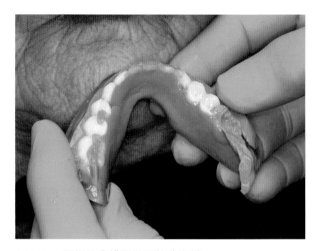

图9.19 上颌义齿蜡型腭面的外印模。　　　　　图9.20 下颌义齿蜡型舌面的外印模。

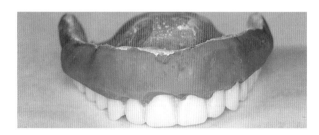

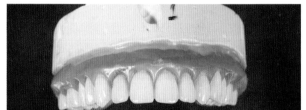

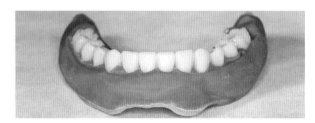

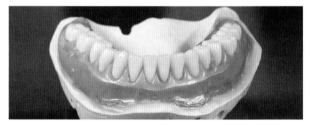

图9.21 用尖刀片小心修整上颌义齿（左上图）及下颌义齿（左下图）的外印模。带有整塑好的磨光面外形的上颌义齿蜡型（右上图）及下颌义齿蜡型（右下图），已经准备好进入下一加工步骤。

利用合适的印模材制取义齿蜡型磨光面的外印模，并将其转移到最终修复体上。按照印模取出的外形来仔细形成磨光面及咬合面是十分关键的。总义齿磨光面外形在保证其固位和稳定中扮演着重要角色。

参考文献

[1] Travaglini, E. A. (1980) Verification appointment in complete denture therapy. *J Prosthet Dent*, **44**, 478–483.

[2] Plummer, K. D. (2009) Trial insertion appointment, in *Textbook of Complete Dentures*, 6th edn. (eds. A. O. Rahn, J. R. Ivanhoe, and K. D. Plummer). People's Medical Publishing House, Shelton, CT, pp. 217–226.

[3] Fenton, A. H., and Chang, T.-L. (2012) *The try-in appointment, in Prosthodontic Treatment for Edentulous Patients: Complete Dentures and Implant-Supported Prostheses*, 13th edn. (eds. G. Zarb, J. A. Hobkirk, S. E. Eckert, and R. F. Jacob). Elsevier, St. Louis, MO, pp. 230–254.

[4] Toolson, L. B., and Smith, D. E. (1982) Clinical measurement and evaluation of vertical dimension. *J Prosthet Dent*, **47**, 236–241.

[5] Pound, E. (1978) The vertical dimension of speech: the pilot of occlusion. *J Calif Dent Assoc*, **6**, 42–47.

[6] Hellsing, G., and Ekstrand, K. (1987) Ability of edentulous human beings to adapt to changes in vertical dimension. *J Oral Rehabil*, **14**, 379–383.

[7] Rivera-Morales, W. C., and Goldman, B. M. (1997) Are speech-based techniques for determination of occlusal vertical dimension reliable? *Compend Contin Educ Dent*, **18**, 1214–1215, 1219–1223.

[8] Silverman, M. M. (2001) The speaking method in measuring vertical dimension. *J Prosthet Dent*, **85**, 427–431. Originally published in 1952.

[9] Rothman, R. (1961) Phonetic considerations in denture prosthesis. *J Prosthet Dent*, **11**, 214–223.

[10] Niswonger, M. E. (1934) The rest position of the mandible and the centric relation. *J Am Dent Assoc*, **21**, 1572–1582.

[11] Misch, C. E. (2015) *Dental Implant Prosthetics. A Maxillary Denture with Modified Occlusal Concepts Opposing an Implant Prosthesis*, 2nd edn. Elsevier, St. Louis, MO, pp 938–965.

[12] Burnett, C. A., and Clifford, T. J. (1993) Closest speaking space during the production of sibilant sounds and its value in establishing the vertical dimension of occlusion. *J Dent Res*, **72**, 964.

[13] Shafagh, I. and Amirloo, R. (1979) Replicability of chinpoint-guidance and anterior programmer for recording centric relation. *J Prosthet Dent*, **42**, 402–404.

[14] Dawson, P. E. (1979) Centric relation – its effect on occluso-muscle harmony. *Dent Clin North Am* **23**, 169–180.

[15] Bissasu, M. (1999) Use of the tongue for recording centric relation for edentulous patients. *J Prosthet Dent*, **82**, 369–370.

[16] Fish, E. W. (1933) Using the muscles to stabilize the full lower denture. *J Am Dent Assoc*, **20**, 2163–2169.

[17] Fish, E. W. (1964) *Principles of Full Denture Prosthesis*, 6th edn. Staples Press, London, pp. 36–37.

[18] Beresin, V. E., and Schiesser, F. J. (1976) The neutral zone in complete dentures. *J Prosthet Dent*, **36**, 356–367.

[19] Cagna, D. R., Massad, J. J., Schiesser, F. J. (2009) The neutral zone revisited: from historical concepts to modern application. *J Prosthet Dent*, **101**, 405–412.

[20] Beresin, V. E., and Schiesser, F. J. (1979) *Neutral Zone in Complete and Partial Dentures*, 2nd edn. Mosby, St. Louis, MO, pp. 15, 73–108, 158–183.

第10章
义齿初戴
Denture Placement

简介

试排牙完成后，将外形合适的总义齿蜡型密封在工作模型上，与注明详细制作要求的技工单一同转回技工室[1]。义齿可通过压塑法[1]、注塑法[2]或者通过数字化研磨加工[3-4]的方法完成。制作过程中，应尽量减少树脂牙的移位或是垂直距离的增加[1]。最重要的一点：应尽量采用形变最小的技术和材料来制作义齿。计算机辅助设计/计算机辅助制作（CAD/CAM）研磨的义齿比传统工艺制作的义齿具有更好的基托贴合度和人工牙排列的稳定性[5]。

总义齿修复的最后一步是义齿初戴。这一步非常关键。尽管使用精良的技术仔细制作，最终的义齿也可能因先前的操作和材料形变产生误差。义齿的初戴可以视为一个矫正误差的过程[6]。医生应当为这次就诊预留充足的时间来仔细评估和调整义齿，给予患者戴牙指导（包括生理调整、义齿维护和日常家庭维护），并解答患者

的疑惑，从而帮助患者接受和适应新的义齿[6]。本章讲述义齿初戴时的每一步流程。

在将义齿戴入患者口内之前，必须要先使用放大镜或手触摸检查义齿边缘、组织面和磨光面是否有划痕、小瘤及其他制作缺陷（图10.1和图10.2），义齿所有边缘应光滑，所有的制作缺陷及小瘤均应在戴入患者口内前予以改正。

即刻义齿的初戴

对于使用即刻义齿修复的患者，其剩余天然牙在就诊时同期拔除（尽量使用微创的方法）。如有必要，可以使用手术导板（由技工室或医生预先制作好）引导骨外形修整。在调整好义齿所有表面后（如下文所述），将义齿戴入患者口内，嘱患者勿摘下义齿，并于戴牙后次日复诊。患者在戴牙后24小时前来复诊，由医生取下义齿，检查义齿并根据情况进行相应调整。

Application of the Neutral Zone in Prosthodontics, First Edition. Joseph J. Massad, David R. Cagna, Charles J. Goodacre, Russell A. Wicks and Swati A. Ahuja.
© 2017 John Wiley & Sons, Inc. Published 2017 by John Wiley & Sons, Inc.
Companion website: www.wiley.com/go/massad/neutral

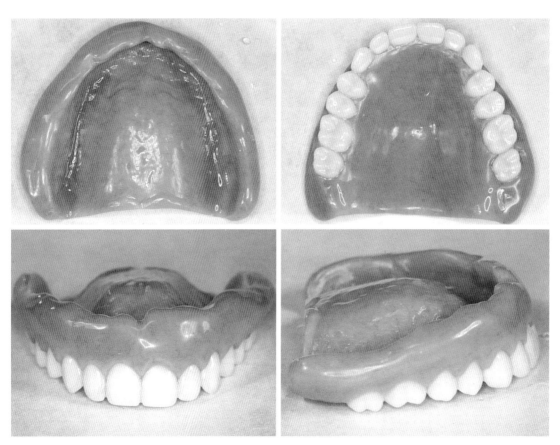

图10.1 上颌总义齿制作完成。组织面（左上图）、咬合面（右上图）、磨光面（正面，左下图）、磨光面（侧面，右下图）。

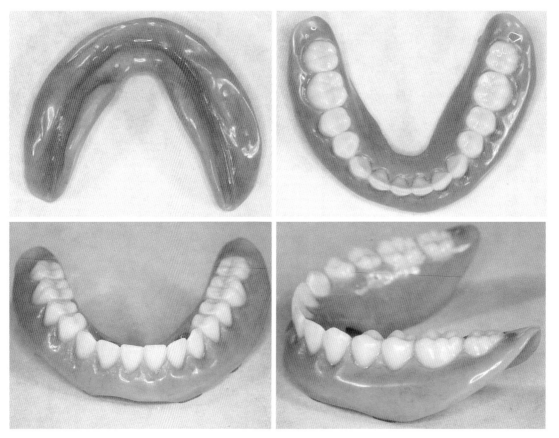

图10.2 下颌总义齿制作完成。组织面（左上图）、咬合面（右上图）、磨光面（正面，左下图）、磨光面（侧面，右下图）。

初戴流程

以下是义齿初戴的流程：

- 检查调整组织面、义齿边缘和磨光面。
- 检查咬合、精细咬合调整。
- 给予戴牙指导。

组织面的检查与调整

在无须对承托组织施加过多压力的情况下，总义齿组织面应能施力均匀地与黏膜组织接触。施加过大压力可能导致炎症、疼痛及患者不适等，最终导致治疗失败。应及时发现义齿组织面的压力过大区域，并进行缓冲[7]。以下情况常常造成压力过大，包括：①义齿就位方向存在组织倒凹；②制取终印模时组织移位[8]；③尖锐的牙槽嵴骨突被覆菲薄的黏膜组织；④义齿制作产生收缩[9-10]变形；⑤软硬组织的改变[11-13]。

调改总义齿应每次检查调改一处，逐步改善义齿贴合情况，并对受压过大处做出缓冲。这一点非常重要。义齿必须在与牙槽嵴适合后才可进行调𬌗。可以使用压力指示糊对义齿基托干扰点进行定位，以完成义齿的戴入[14-15]。使用压力指示糊是一种方便、简单且快捷的方法，同时也非常经济，并能得到稳定、精确的结果[14-15]。它被推荐应用于义齿初戴及随后的所有戴牙复诊中需要调整义齿基托与组织面贴合的情况。

操作方法

上下颌义齿组织面的调改应该分开进行。将义齿组织面干燥，使用硬毛刷将压力指示糊刷在义齿基托组织面（薄薄一层），沿同一方向涂抹。为了防止义齿戴入时因接触面过多产生错误指示，只将压力指示糊涂在一半的组织面上（图10.3a）。为了防止因与唇、舌、牙槽嵴骨突接触而使压力指示糊丢失，涂抹压力指示糊后，将义齿浸泡在室温下的水中（图10.3b），并在戴入患者口内时采用合适的方法（图10.3c）。当准确置于无牙颌牙槽嵴上后，用手指施加合适的压力（但不需要过大压力）持续几秒。轻轻将义齿取出，观察压力指示糊的分布。压力指示糊的分布可有以下几种[15]：①与原有涂抹情况相同，表示此处无组织面接触；②均匀分布的糊剂，不能看到义齿基托的部位表示此处为理想的组织接触；③糊剂减少，可见到义齿基托的部位，或称为"透出"部位，表示此处组织接触压力过大（图10.4）。

在进行义齿基托调改前，需要重复操作以确保两次发现的是同一部位。压力过大的接触面可以通过形状合适的树脂钻头或网状海绵抛光轮进行缓冲（图10.5）[16]。多余的树脂屑及压力指示糊可以通过纱布擦去。重复这一流程直至压力指示糊均匀地分布于义齿组织面，且不能看到义齿基托[15]。应小心调改，以防止缓冲过多而使义齿失去固位、支持与稳定性，并增加义齿折裂的可能。上下颌总义齿均应使用这种方法观察压力过大处，提高密合度。

(a)

(b)

(c)

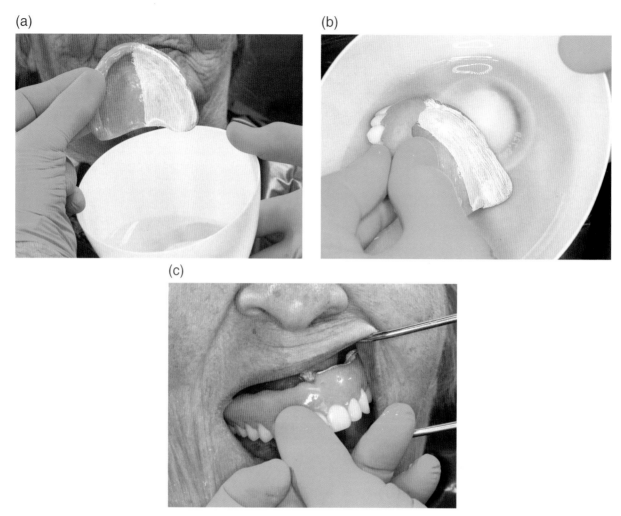

图10.3 （a）沿同一方向将压力指示糊刷在义齿基托上（一薄层）；（b）压力指示糊刷在义齿基托上后，将其浸泡在室温下的水中；（c）采用合适的方法将义齿小心戴入患者口内。

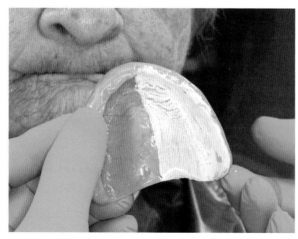

图10.4 糊剂被推开，义齿基托显露，说明该区域组织受到的压力过大。

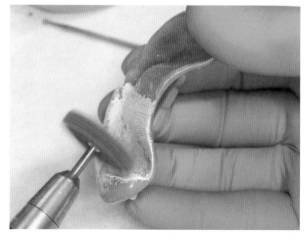

图10.5 使用网状海绵抛光轮缓冲并抛光压力过大的接触面。

义齿边缘的检查与调改

检查及调改完义齿组织面后，下一步骤是义齿边缘的检查。总义齿的边缘应与解剖结构和功能运动相协调。义齿边缘的合适伸展对于建立边缘封闭非常重要。边缘伸展不足可能导致义齿边缘封闭、固位及稳定性下降。边缘过伸展可能影响肌肉附着，从而导致疼痛、组织溃疡及行使功能时义齿脱落。在严重吸收牙槽骨的终印模中可能有过伸展的情况，因此，制作完成的义齿需要在戴牙时仔细调整[17-18]。

在检查上颌义齿密合情况时，需要检查义齿压痛糊在义齿后部边缘的分布情况，如果这个区域的压痛糊呈现原始状态，则说明此处基托接触组织密合度明显不足。可能需要通过重衬义齿后堤区的方法来获得有利的腭后区封闭。这一方法需要在义齿后界的组织面及磨光面涂布合适的粘接剂，将一条5mm宽的光固化树脂置于组织凹面，包绕义齿边界至磨光面，将义齿戴入口中完全就位。如果需要使重衬的后堤区符合患者的生理运动，可嘱患者小口喝水、吞咽数次。患者还应捏住鼻子，并尝试用鼻子吹气，这被称为瓦尔萨尔瓦动作（Valsalva Maneuver），做此动作时软腭沿着义齿后缘下垂，可塑造后缘重衬树脂的形态。待树脂被塑造成符合生理运动后，可在口内使用光固化灯照射，引发树脂聚合。将义齿从口内取出，检查重衬树脂与义齿的适合情况，随后可将其放置在技工室光固化灯下照射，使树脂完全聚合。重衬树脂调磨、抛光、完成。

使用指示蜡或义齿压痛糊检查义齿边缘的方法也同样适用[6,19-21]，在指示蜡中加入凡士林可以使其黏度降低，方便操作控制。可将二者的混合物注入注射器中以便于在义齿边缘涂注。也可使用快凝的硅橡胶验记录材料来检查义齿边缘[21]，它相较于义齿压痛糊更好清理，但价格稍贵[21]。以下是检查义齿边缘的步骤。

上下颌义齿边缘的调改应该分开进行。将硅橡胶印模材注射在义齿边缘（图10.6a），仔细将义齿完全就位，避免材料与唇、舌或牙槽突接触而移位。从验面托住义齿使之稳定就位，同时嘱患者做边缘整塑运动（见第3章）（图10.6b）。待硅橡胶印模材硬固后，将义齿从口中取出，可观察硅橡胶分布情况（图10.6c）。若硅橡胶印模材移位、义齿边缘露出，表示该处与组织接触过多（边缘过延展），在暴露的义齿边缘将此部分标记出来，去除所有硅橡胶印模材（图10.6d）[21]。这些"透出"部位或过伸展部位（图10.6e）可用形状合适的树脂钻头或海绵抛光轮配合低速手机进行调磨（图10.6f）。重复进行这一步骤直至义齿边缘不再透出。将这一步骤重复应用于义齿的所有边缘上。在磨除过伸展的边缘时，应小心操作，否则可能导致义齿失去固位。调磨完毕后，应进行抛光，最终修复完成。

磨光面的检查

义齿磨光面的制作不是随意完成的，而是通过复制蜡型阶段的磨光面印模制作而成的最终形态（见第9章）[23-25]。精密制作的磨光面不仅对于义齿的固位和稳定起到帮助，还能辅助言语、咀嚼，提高患者的舒适度和适应力[23]。不合适的磨光面外形可能导致义齿松动、不稳

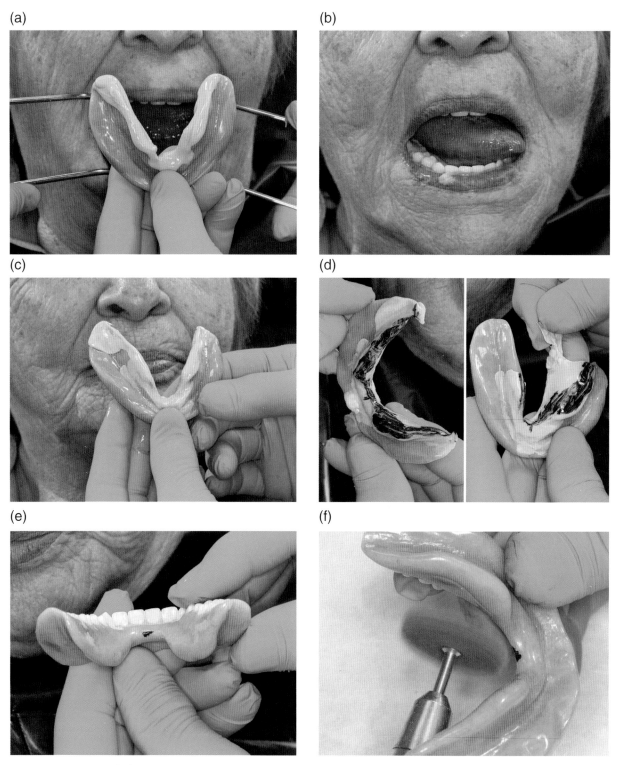

图10.6 （a）将硅橡胶印模材应用于下颌总义齿舌侧边缘；（b）嘱患者舌部运动以使硅橡胶印模材进行生理边缘整塑；（c）将带有硅橡胶印模材的义齿从患者口内取出以查看压力过大区域；（d）在硅橡胶被排开，义齿边缘暴露的部位做标记（左图），将硅橡胶印模材从义齿边缘取下后（右图）；（e）标记的区域表示过伸展的区域；（f）使用网状海绵抛光轮调整过伸展区域（标记区）。注意：使用网状海绵抛光轮调磨后留下一光滑表面。

定[23-25]。应该像检查印模及殆面一样仔细检查义齿磨光面[6]。

上下颌义齿磨光面的检查也应该分开进行。磨光面的检查步骤如下：使用快凝硅橡胶殆记录材料在义齿的颊侧磨光面打一薄层（图10.7a），将义齿小心戴入患者口内，防止与唇、舌、牙槽突接触导致材料减少（图10.7b）。嘱患者做一系列的口腔运动（见第8章）（图10.7c）。将义齿小心取出，观察义齿颊侧磨光面指示材料的分布情况（图10.7d）。使用记号笔在硅橡胶指示材料及暴露的义齿基托表面上画涂一层黑颜色（图10.7e），随后去除硅橡胶材料，露出压力过大区域（已经被黑色标记笔标记）（图10.7f），并使用合适的树脂钻头或海绵抛光轮配合低速手机进行调磨（图10.7g），重复进行这一步骤直至义齿基托不再露出。在磨除受压力过大的义齿基托时应小心操作，否则可能导致义齿失去固位，并容易折裂。将这一步骤重复应用于舌腭侧，并相应调整下颌义齿。在完成调磨后，应进行抛光[22]。所有的表面均应被抛光，无任何划痕及缺陷。义齿基托应拥有2.0～2.5mm的一致厚度，不会因过大、过厚而使患者不适。

咬合检查及调整

在咬合检查前，必须首先达到义齿基托有良好的固位、稳定。因此，在检查及调整义齿组织面、边缘和磨光面后，才开始调整平衡殆。咬合的不精确可能由于制取印模后组织变化、组织对于暂基托及最终义齿基托密合度不同、殆记录不精确、上殆架不精确及制作过程出现的误差等导致[26-29]。咬合的不稳定可能导致疼痛、患者不适、咀嚼困难、义齿不稳定及义齿承托黏膜的破损等后果[27]。只要有一个咬合早接触点，就有可能打破整个义齿的咬合情况，妨碍功能运动中义齿的咬合接触[28]。

总义齿调殆有很多种方法，包括获取义齿重上殆架调殆的临床记录（临床重上殆架），以及口内选磨调殆[27-28]。由于义齿承托组织的回弹力和可压性不同，导致义齿基托移位出现错误的记录，一些临床医生倾向于使用临床重上殆架技术[27,30]。一些医生会根据调改量的大小酌情选择这项技术。这一技术是将义齿复位到模型上、需要殆记录，并使用殆记录将石膏模型重新上到殆架上，在殆架上对义齿咬合进行调整[26,30]。虽然这样调殆效率很高，但是这一步骤耗时，且需要适当进行技工室操作。

一种非常有效的口内咬合调整的方法是使用下颌记录仪（口内哥特式弓描记仪）。使用这种方法确定上下颌骨关系的过程已在第6章详述。下颌记录仪同样可以被用来对最终修复体进行精确调殆[31-32]。它将上下颌义齿固定，并可辅助建立并记录连续的、可重复的、精确的咬合垂直距离和正中关系，从而可以判断咬合干扰点并平衡咬合[31,33]。传统的哥特式弓描记仪具有技术敏感性，操作复杂，使用相对困难，新的正中关系仪简易实用，并且相对高效。可将其用于咬合调整的减材及增材技术中：

- 减法调整技术：通过调磨义齿人工牙面进行咬合调整，这是目前使用最多的方法。
- 加法调整技术：这一方法包括在下颌义齿后牙

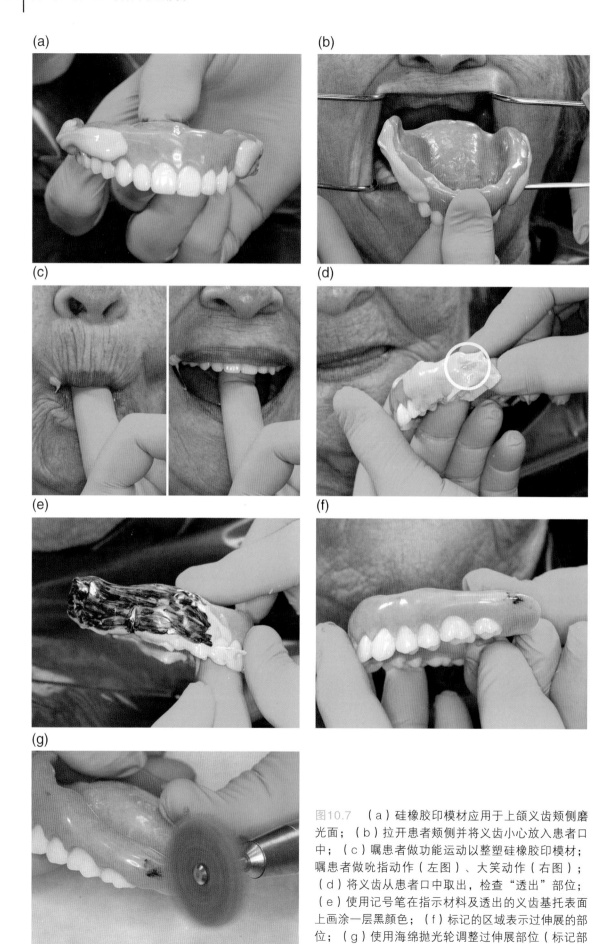

图10.7 （a）硅橡胶印模材应用于上颌义齿颊侧磨光面；（b）拉开患者颊侧并将义齿小心放入患者口中；（c）嘱患者做功能运动以整塑硅橡胶印模材；嘱患者做吮指动作（左图）、大笑动作（右图）；（d）将义齿从患者口中取出，检查"透出"部位；（e）使用记号笔在指示材料及透出的义齿基托表面上画涂一层黑颜色；（f）标记的区域表示过伸展的部位；（g）使用海绵抛光轮调整过伸展部位（标记部位）。

区无咬合接触点堆塑光固化树脂，使之形成合适的咬合形态。

减法调整技术

将下颌描记仪使用相同方法安装在全口义齿上（安装方法已在第6章中介绍）（图10.8）。将义齿放入患者口内，调整描记针，使上下颌人工牙轻轻脱离接触。使用一薄咬合纸置于人工牙之间，确认无接触点（图10.9），将描记针高度逐渐降低，直至使用咬合纸检查出患者在正中关系位首先出现咬合接触的点。使用合适的调磨车针调整这一早接触点（图10.10）。逐渐降低描记针高度以检查随后出现的早接触点，直至双侧同时出现均匀的咬合接触。系统地选磨调𬌗，在维持牙齿形态并同时形成和谐的、无干扰的咬合非常重要。在这一过程中，应随时注意避免改变或降低最终修复体建立的咬合垂直距离。不同𬌗型的咬合调整方法[34-35]详见表10.1。

加法调整技术

使用这一方法前，需要在下颌义齿所有人工牙𬌗面制备 I 类洞（可制备轻微倒凹）（图10.11a），并将下颌描记仪安装在义齿上。将义齿放入患者口内，并将描记针抬高至预期的咬合垂直距离处。由于已经在下颌义齿人工牙𬌗面制备了 I 类洞，因此在这一位置下，后牙不应出现任何的咬合接触。将下颌义齿从患者口内取出，在预备好的牙面上涂布合适的粘接剂，将光固化复合树脂填入窝洞，小心压实，避免充填过满

（图10.11b）[36]。在上颌义齿人工牙𬌗面涂布一薄层润滑剂（如凡士林）以防止树脂黏附[36]。小心地将下颌义齿在口内小心就位，并指导患者下颌向各个方向运动（前伸、后退、左侧方、右侧方运动）。这一步骤可辅助形成𬌗面功能运动轨迹[36]。将下颌义齿从口内去除，检查人工牙𬌗面是否有空隙及多余的树脂。必要时再次增加树脂材料，或使用手持树脂机头去除多余的材料。可使用技工光固化机对树脂进行固化。使用咬合纸

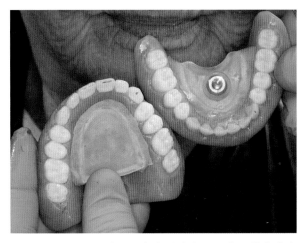

图10.8 将下颌正中记录仪安装在全口义齿以检查咬合高点。

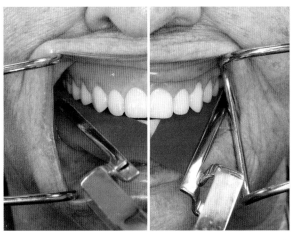

图10.9 将薄咬合纸置于人工牙间，以标记第一个早接触点。

再次验证咬合接触点（图10.12），并适当抛光（图10.13）[37]。

患者教育及戴牙指导

在诊断及制订治疗计划时，应告知患者总义齿的各种不足与局限性，而在戴牙时，应再次向

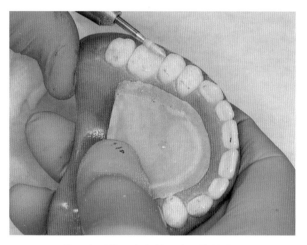

图10.10　使用合适的调磨车针调改早接触点。

患者强调这些不足。同时，因为每位患者的情况及适应力因年纪、全身健康情况、性格及情绪不同而存在差别[34-35]，所以应告诉患者无须将自己的情况与其他人（总义齿修复患者）比较。告知患者至少需要3~4周来学习适应新义齿，而一些人可能需要更久的时间。

应向患者解释初戴义齿可能感觉异常，口腔及唇颊部可能会感觉发胀不适，但随着戴用时间的延长，均能够调整适应。同时应告知患者，戴用义齿时的咀嚼效率仅为天然牙列的1/6[38]，且患者需要学习如何使用义齿咀嚼，这可能需要数周的时间。建议患者先从一些软的食物开始，放在双侧后牙上同时咀嚼，逐渐过渡至较硬的食物。应尽量食用切碎的食物，避免用前牙啃咬，因为这常常会导致上颌义齿脱位而造成社交尴尬，而应该尽量用餐具将食物切碎。

表10.1　不同𬌗型的咬合调整方法

- 线性𬌗：检查上下颌后牙的𬌗面是否在同一平面上，并在必要时进行调整。应在不改变𬌗平面的前提下进行。

- 全解剖平衡𬌗：先在正中关系下检查及调整咬合，然后再检查非正中咬合。尽量不要调改牙尖（以维持它们的外形、大小等），而首选调改其对应的沟窝，使之加深或加宽。所有的牙尖都应能与其对应牙列的沟窝及外展隙间顺利滑动。当检查非正中接触时，使用不同颜色的咬合纸有助于将非正中咬合记录与先前的正中咬合记录分辨开来。检查非正中接触过程时，还要使下颌做准确的侧方及前伸运动，以进行适当调𬌗，使正中与非正中运动时下颌均能顺利行使功能。

- 舌向集中𬌗：应重点关注上颌颊尖不能与对颌牙齿接触。上颌义齿的腭尖（舌尖）应成为唯一与下颌义齿接触的部分。应尽量避免调改上颌腭尖，而应首先选择调整下颌，以达到无干扰的、和谐的咬合。对于舌向平衡𬌗，应首先在正中关系下调整咬合，接着再调整非正中𬌗。适当调𬌗使下颌在正中运动、非正中运动下均能顺利行使功能。

(a)

(b)

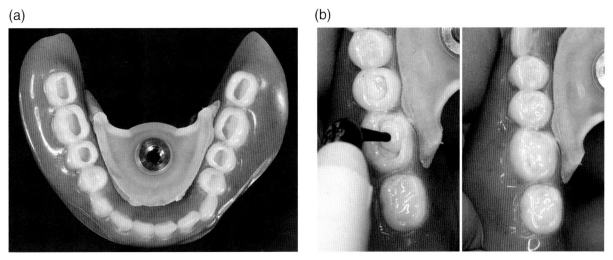

图10.11 （a）在下颌义齿所有人工牙上制备宽大的Ⅰ类洞；（b）在制备的窝洞中填入光固化树脂（左图）并小心压实，避免充填过满（右图）。

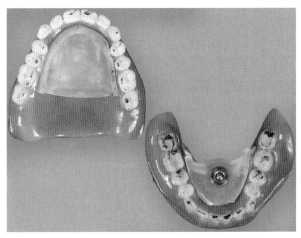

图10.12 使用咬合纸验证咬合接触点。注意：此步骤在加法调整技术和减法调整技术中均适用。

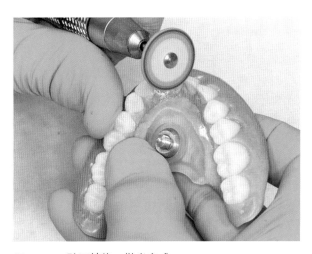

图10.13 𬌗面精修、抛光完成。

　　一些患者可能会出现戴牙后发音异常的情况[39]。可以指导这些患者多进行发音训练，在配戴义齿时大声朗读一些难读的词、句，并有意识地、缓慢地发音[39]。应鼓励患者，告诉他们发音异常会在训练几周后得到改善。随着新义齿（异物）的戴入，可能会出现唾液增加的情况，但会随戴用时间延长而减少。这些分泌的唾液可能会影响咀嚼和发音。应建议患者咽下唾液而不是持续地将其吐出。在义齿戴用初期可能出现疼痛，应告知患者出现疼痛时停止戴用义齿，及时预约复诊进行调改[16]。需要告知患者疼痛的部位因受压过大，需要及时调改，否则疼痛将不会消失。嘱患者在复诊前一天开始配戴义齿，以便医生检查处理疼痛部位。

此外，与患者讨论义齿稳固剂的使用也同样重要，告诉患者只要他们能进行日常的义齿清洁，使用小剂量的义齿稳固剂是可被接受的。向患者展示使用稳固剂的恰当方法和不恰当方法，并展示如何从义齿及口腔中去除稳固剂，这能增加患者在必要场合使用稳固剂的信心。在合适的义齿上应用小剂量的义齿稳固剂能发挥最佳作用[40]。并不是所有患者都需要使用义齿稳固剂。

应用义齿稳固剂的方法

将义齿完全干燥，在上颌义齿组织面放3~4小团珠子大的义齿稳固剂，并将其扩散至整个牙槽嵴区（图10.14）。将义齿在盛有水的碗中快速蘸取一下，然后放入口内就位。

去除义齿稳固剂的方法

将义齿浸泡在温水中30秒即可轻松去除义齿稳固剂。随后，将一把牙刷浸入水中，进一步机械清除义齿上的稳固剂。同时也可使用牙刷有效地去除口内承托区的稳固剂。

每次仅在义齿上使用小剂量的稳固剂，如果需要大量使用义齿稳固剂来辅助义齿固位，往往表明义齿不再适合，可能需要重新制作或进行重衬。过多的稳固剂可能导致垂直距离和现有咬合的改变，并可能导致义齿稳定性降低。

在义齿初戴时（图10.15），还应详细告诉患者关于预期的义齿维护费用及义齿更换频率（平均每5~7年需更换1次），以维持良好、稳定的医患关系。应书面指导患者关于义齿家庭维护要点[34-35]，以帮助他们维护自己的义齿及口腔健康。

总义齿患者的居家义齿维护指导

（1）为了维持黏膜组织的健康，需保持口腔湿润，每天使用软毛牙刷（或机械牙刷）按摩和清洁黏膜、舌体及上腭，早晚各5分钟。

（2）在一天24小时中，需要取出义齿至少7~8小时，以使义齿承托黏膜得以休息。

（3）使用较硬的义齿专用清洁牙刷及稀释后的洗碗剂溶液清洁义齿，至少每天2次。绝对不要使用牙膏或漱口水清洁义齿，因为它们可能会对义齿造成磨损或着色。市售的义齿清洁泡腾片可作为辅助清洁剂清洁义齿。

（4）为了防止义齿不慎掉落而造成损坏，清洁义齿时，在下面放一块毛巾、软垫或一盆水。

（5）将义齿从口中取出后，应将其存放于一个密闭的装有水的容器中，以防止义齿因干燥而变形。次日早晨戴牙前，将义齿充分冲洗。

（6）义齿承托组织处在不断变化中[13,41]，因此义齿可能出现松脱。当义齿出现松脱时，需要及时进行重衬或重做，此时建议患者复诊进一步检查。

（7）切忌患者自行对义齿进行调改或重衬。

（8）每年复诊定期维护非常重要，复查需要评

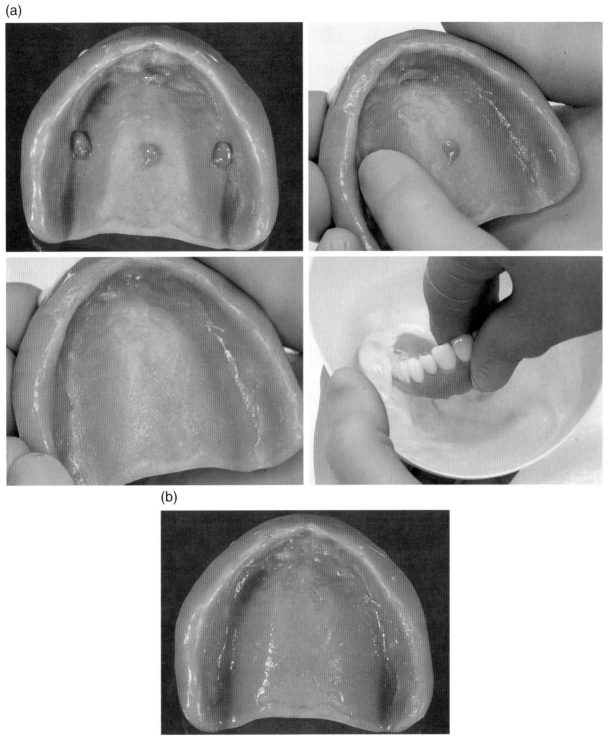

图10.14 （a）使用合适剂量的义齿稳固剂，一般为3～4小团，将其置于上颌义齿的组织面（左上图）并使其扩散至整个牙槽嵴区域（右上图）；义齿稳固剂均匀分布后（左下图），将义齿在盛水的碗中迅速蘸一下（右下图）。（b）义齿稳固剂均匀分布在上颌义齿上。

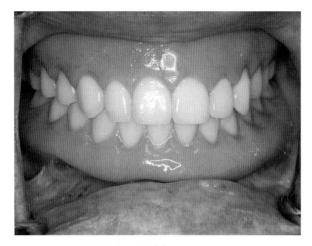

图10.15　义齿在患者口内就位。

估承托组织及义齿的情况。一般而言，义齿戴牙后复诊安排在初戴义齿后的24小时、1周及1个月后。在每次复诊时均需要检查评估。

新义齿戴入后的常见问题

每位患者的痛阈都大不相同。一些患者可能在出现微小的不适感时就抱怨不停，而一些患者即使出现严重的问题也从不抱怨。因此，常规的复诊维护就显得非常重要。患者戴义齿后出现的问题大多都是小问题，可以轻松得到解决；但这些小问题长期存在而未及时发现时，它们可能成为严重的问题。总义齿戴入后的常见问题描述如下：

固位问题

固位问题常常由于义齿边缘过伸展/伸展不足及边缘过厚引起。当患者诉其义齿易松脱时，应检查并调改义齿边缘（如前文所述）。固位问题还可能与口干、唾液分泌过多、舌体位置后缩及神经肌肉协同功能欠缺相关。这些情况均应在开始正式治疗前明确诊断，提前告知患者其对配戴义齿效果的影响，并向患者提供改良的治疗方案以改善治疗效果。

殆干扰也会影响义齿固位，应及时发现并解决。

疼痛

黏膜受到义齿压力过大的区域可能会出现疼痛。义齿组织面应被合理调磨缓冲。过伸展、过厚、过于锐利的边缘也可能导致疼痛，这些问题应及早被发现并及时解决（图10.16）。此外，颌间距离不足也可能导致疼痛，在一些情况下需要重做单颌义齿以达到理想的咬合垂直距离。

紧咬牙、夜磨牙、营养不良及糖尿病、寻常型天疱疮等全身疾病也可能影响口腔黏膜，出现疼痛。

咽喉痛

上颌义齿在软腭、翼上颌切迹、远中颊侧过伸展（图10.17），下颌义齿在远中舌侧、翼下颌韧带处过伸展，均可能导致咽喉疼痛。所有这些过伸展的区域均应被检查发现，并进行适当缓冲。

语音问题

曾有语音问题矫正史的患者常常会在配戴新义齿后出现发音问题。应建议他们寻找语音治疗师诊治。

语音问题还可能因为咬合垂直距离升高过多或前牙覆𬌗覆盖过大导致。在这些情况下，义齿常常需要在正确的咬合垂直距离下重新制作。

恶心

义齿边缘过厚或过伸展可能导致患者戴牙后恶心（图10.18）。这些不正确的边缘需要及时发现并适当调整。上颌𬌗平面位置不恰当、下颌后牙过于舌倾、咬合垂直距离抬高过多均能导致患者恶心。必要时需重做义齿。

总结

医生应该让患者知道，如果出现任何问题，他们都可以来复诊。当进行新义齿初戴时，评估并调整义齿以帮助患者适应并接受新义齿非常关键。同样重要的是，需要教会患者如何进行义齿维护使其发挥最佳作用。可以给患者一些清理维护义齿的产品样品，比如泡腾片、义齿清洁牙刷、义齿收纳盒等。同样重要的是，向患者提供口头及书面的指导，用以解释维护义齿及口腔健康的方法。

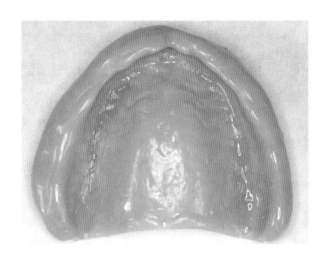

图10.17　上颌义齿左侧远中颊侧边缘过厚可能导致咽喉疼痛。

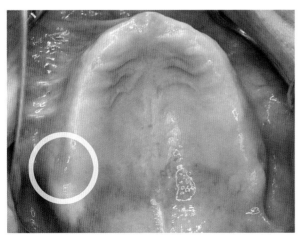

图10.16　𬌗干扰可能导致疼痛或牙槽嵴黏膜溃疡。

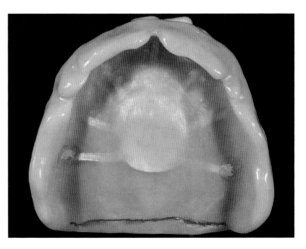

图10.18　上颌义齿后边缘过厚易引起患者恶心。

参考文献

[1] Rudd, K. D. (1964) Processing complete dentures without tooth movement. *Dent Clin North Am*, **8**, 675–691.

[2] Pryor, W. J. (1942) Injection molding of plastics for dentures. *J Am Dent Assoc*, **29**, 1400–1408.

[3] Kattadiyil, M. T., Goodacre, C. J., and Baba, N. Z. (2013) CAD/CAM complete dentures: a review of two commercial fabrication systems. *J Calif Dent Assoc*, **41**, 407–416.

[4] Goodacre, C. J., Garbacea, A., Naylor, W. P., *et al.* (2012) CAD/CAM fabricated complete dentures: concepts and clinical methods of obtaining required morphological data. *J Prosthet Dent*, **107**, 34–46.

[5] Goodacre, B. J., Goodacre, C. J., Baba, N. Z., and Kattadiyil, M. T. (2016) Comparison of denture base adaptation between CAD/CAM and conventional fabricationtechniques. *J Prosthet Dent*. doi: 10.1016/j.prosdent.2016.02.017

[6] Keubker, W. A. (1984) Denture problems. Causes, diagnostic procedures and clinical treatment. I. retention problems. *Quintessence Int*, **15**, 1031–1044.

[7] Jankelson, B. (1962) Adjustment of dentures at time of insertion and alterations to compensate for tissue change. *J Am Dent Assoc*, **64**, 521–531.

[8] Woelfel, J. B. (1962) Contour variations in impression of one edentulous patient. *J Prosthet Dent*, **12**, 229–254.

[9] Woelfel, J. B., Paffenbarger, G. C., and Sweeney, W. T. (1960) Dimensional changes occurring in dentures during processing. *JADA*, **61**, 413–430.

[10] Phoenix, R. D. (1996) Denture base resins: Technical considerations and processing techniques. In: *Phillip's science of dental materials*, 10th Ed Philadelphia, WB Saunders Company, pp. 237–271.

[11] Chase, W. W. (1961) Tissue conditioning utilizing dynamic adaptive stress. *J Prosthet Dent*, **11**, 804–815.

[12] Lytle, R. B. (1957) The management of abused oral tissues in complete denture construction. *J Prosthet Dent*, **7**, 27–42.

[13] Tallgren, A. (2003) The continuing reduction of the residual alveolar ridges in complete denture wearers: a mixed-longitudinal study covering 25 years. *J Prosthet Dent*, **89**, 427–435.

[14] Gronas, D. G. (1977) Preparation of pressure indicating paste. *J Prosthet Dent*, **37**, 92–94.

[15] Stevenson-Moore, P., Daly, C. H., and Smith, D. E. (1979) Indicator pates: Their behavior and use. *J Prosthet Dent*, **41**, 258–265.

[16] Keubker, W. A. (1984) Denture problems. Causes, diagnostic procedures and clinical treatment. I I. patient discomfort problems. *Quintessence Int*, **15**, 1131–1141.

[17] Hickey, J. C., Zarb, G. A., and Bolender, C. L. (1985) *Boucher's Prosthodontic Treatment for Edentulous Patients*, Mosby, St Louis, MO, p. 41.

[18] Clancy, J. M. (1988) A technique for limiting reduction of overextended denture borders. *J Prosthet Dent*, **60**, 258–259.

[19] Phoenix, R. D., and DeFreest, C. F. (1997) An effective technique for denture border evaluation. *J Prosthodont*, **6**, 215–217.

[20] Logan, G. I., and Nimmo, A. (1984) The use of disclosing wax to evaluate denture extensions. *J Prosthet Dent*, **51**, 280–281.

[21] Haeberle, C. B., Abreu, A., and Metzler, K. (2015) Use of a bite registration vinyl polysiloxane material to identify denture flange overextension and / or excessive border thickness in removable prosthodontics. *Gen Dent*, **63**, e32–e35.

[22] Kuhar, M., and Funduk, N. (2005) Effects of polishing techniques on the surface roughness of acrylic denture base resins. *J Prosthet Dent*, **93**, 76–85.

[23] Fish, E. W. (1937) *Principles of Full Denture Prosthesis*, John Bale Medical Publications, London.

[24] Beresin, V. E., and Schiesser, F. J. (1976) The neutral zone in complete dentures. *J Prosthet Dent*, **95**, 93–100.

[25] Raybin, N. H. (1963) The polished surface of complete dentures. *J Prosthet Dent*, **13**, 236–239.

[26] Nandal, S., Himanshu, S., and Ghalaut, P. (2014) Complete-denture insertion appointment: What to

look for? *IJARESM*, **2**, 4–13.

[27] Shigli, K., Angadi, G. S., and Hegde, P. (2008) The effect of remount procedures on patient comfort for complete denture treatment. *J Prosthet Dent*, **99**, 66–72.

[28] Polyzois, G. L., Karkazis, H. C., and Zissis, A. J. (1991) Remounting procedures for complete dentures: a study of occlusal contacts by the photocclusion technique. *Quintessence Int*, **22**, 811–815.

[29] Vig, R. G. (1975) Method of reducing the shifting of teeth in denture processing. *J Prosthet Dent*, **33**, 80–84.

[30] Ansari, I. H. (1996) Simplified clinical remount for complete dentures. *J Prosthet Dent*, **76**, 321–324.

[31] Massad, J. J., and Connelly, M. E. (2000) A simplified approach to optimizing denture stability with lingualized occlusion. *Compend Contin Educ Dent*, **21**, 555–558, 560, 562.

[32] Young, L. Jr, and Johnson, C. (1987) Adjusting complete denture occlusion with an intraoral balancer. *Compendium*, **8**, 54–56, 58.

[33] Utz, K. H., Müller, F., Bernard, N., *et al.* (1995) Comparative studies on check-bite and central-bearing-point method for the remounting of complete dentures. *J Oral Rehabil*, **22**, 717–726.

[34] Plummer, K. D. (2009) Insertion, in *Textbook of Complete Dentures*, 6th edn. (eds. A. O. Rahn, J. R. Ivanhoe, and K. D. Plummer). People's Medical Publishing House, Shelton, CT, 229–249.

[35] Chang, T.-L., and Fenton, A. H. (2012) Prosthesis insertion and follow-up appointments, in *Prosthodontic Treatment for Edentulous Patients: Complete Dentures and Implant-Supported Prostheses*, 13th edn (eds. G. Zarb, J. A. Hobkirk, S. E. Eckert, and R. F. Jacob). Elsevier Inc., St. Louis, MO, pp. 255–280.

[36] Ruffino, A. R. (1984) Improved occlusal equilibration of complete dentures by augmenting occlusal anatomy of acrylic resin denture teeth. *J Prosthet Dent*, **52**, 300–302.

[37] Kuhar, M., and Funduk, N. (2005) Effects of polishing techniques on the surface roughness of acrylic denture base resins. *J Prosthet Dent*, **93**, 76–85.

[38] Kapur, K. K., and Soman, S. D. (2006) Masticatory performance and efficiency in denture wearers. *J Prosthet Dent*, **95**, 407–411.

[39] Keubker, W. A. (1984) Denture problems. Causes, diagnostic procedures and clinical treatment. III/Iv. Gagging problems and speech problems. *Quintessence Int*, **15**, 1231–1238.

[40] Kapur, K. K. (1967) A clinical evaluation of denture adhesives. *J Prosthet Dent*, **18**, 550–558.

[41] Atwood, D. A. (1971) Reduction of residual ridges: A major oral disease entity. *J Prosthet Dent*, **26**, 266–279.

第11章
使用 CAD/CAM 技术记录并制作中性区义齿
Use of CAD/CAM Technology for Recording and Fabricating Neutral-Zone Dentures

简介

从20世纪80年代起，计算机辅助设计/计算机辅助制作（CAD/CAM）技术就已经被应用于牙科。1982年，Andersson设想了使用钛来制作牙冠并开发了CAD/CAM制作流程，从而粘接了第一个CAM制作的钛冠[1]。Mörmann在1983年发展了CAD/CAM成型系统并在1985年完成了第一例椅旁制作的瓷修复体[2-3]。从那时起，CAD/CAM技术就被用于冠内及冠外修复体、固定局部义齿和种植修复体的制作。近年来，CAD/CAM技术被应用于全口义齿的制作[4-12]。通过从预先聚合的丙烯酸树脂块（AvaDent system，Global Dental Science，Scottsdale，Arizona）切削出全口义齿基托，消除了传统方法制作全口义齿的内部聚合收缩。数字化切削流程同时也提供了精确的可重复使用的修复体设计记录，从而不需要反复进行临床记录即可复制替换义齿。

全口义齿的数字化制作流程包括传统全口义齿记录的扫描（已在上一章中详细描述）[4-12]。也包括扫描中性区记录[13-16]、美学设计（临床放置前牙区人工牙的上颌蜡殆堤）、终印模、颌位记录，以定位人工牙的位置并且确定义齿磨光面（cameo surface）的轮廓。CAD/CAM软件也可以使用快速成型技术来打印颌位记录基托和蜡型试戴义齿。下面介绍一些可以将中性区引入CAD/CAM制作全口义齿的技术。

取印模时记录中性区

可以在取终印时使用VPS印模材技术记录中性区[17]，然后将之引入到CAD/CAM制作全口义齿之中。

操作方法

（1）使用成品无牙颌托盘加VPS印模材制取传统印模[18]。应该注意保证下颌的托盘和印模材不能过厚，否则会导致中性区记录容易产生变形。
（2）在至少保留5mm的边缘记录的前提下使用手术刀片切除溢出到托盘咬合面的印模材。

Application of the Neutral Zone in Prosthodontics, First Edition. Joseph J. Massad, David R. Cagna, Charles J. Goodacre, Russell A. Wicks and Swati A. Ahuja.
© 2017 John Wiley & Sons, Inc. Published 2017 by John Wiley & Sons, Inc.
Companion website: www.wiley.com/go/massad/neutral

（3）使用VPS配套的粘接剂涂抹托盘咬合面，并在咬合面上放置中等黏性VPS印模材且沿𬌗面及向远中扩展直至磨牙后垫中央（取终印时记录）。将印模材限制在这个高度（磨牙后垫中1/2）可以控制VPS印模材的使用量，并完成中性区的记录。

（4）将印模准确地在口内就位，并嘱患者保持上下唇紧闭连续做吞咽动作3次，保持唇舌的位置直至印模材完全聚合。吞咽会引起唇、颊、舌肌的收缩，舌侧缘会在舌侧的印模材上形成压迹。许多学者建议将𬌗平面定位在与舌侧缘一致的水平[19-21]。因此舌侧压迹向𬌗面延伸的位置可以指导确定𬌗平面水平（图11.1）。

（5）将已经硬固的印模材使用手术刀片水平向去除舌侧压迹水平向咬合面的部分，中性区就得到了确定，并进一步修整以完善中性区记录（图11.2）。

（6）扫描印模记录组织面（凹面）和咬合面（中性区记录）。在软件中生成带有已确定的中性区记录的虚拟模型。同时扫描对颌牙弓的印模和颌位记录。选择人工牙类型并在软件中插入虚拟的中性区。在软件（AvaDent Software，Global Dental Science，Scottsdale，Arizona）中建立期望的人工牙咬合关系后，使用期望的牙齿颜色的树脂切削出试戴义齿。在试戴义齿（图11.3）并进行最终的修改后，最终义齿可以通过一体的义齿设计——牙列和基托一体，或者通过将人工牙粘接到切削成型的基托中形成。

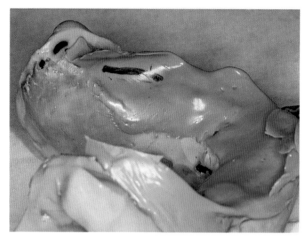

图11.1 使用中等黏度的VPS印模材在取终印时记录中性区。使用黑线标记舌侧压迹向𬌗面延伸的位置，大致上代表着𬌗平面的高度。

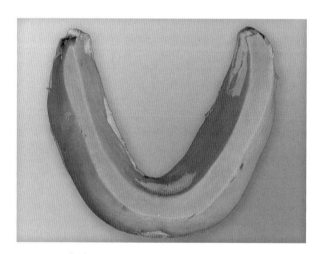

图11.2 中性区印模形成，去除黑线标记以上的多余材料。

颌位记录时记录中性区

在取颌位记录时使用整塑印模膏记录中性区已经在第7章中详细描述，此处简略介绍。

操作方法

（1）将带有整塑印模膏蜡𬌗堤的下颌记录基托浸

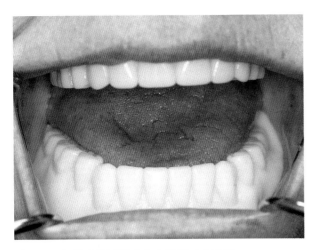

图11.3 切削出的试戴义齿在患者口内试戴。

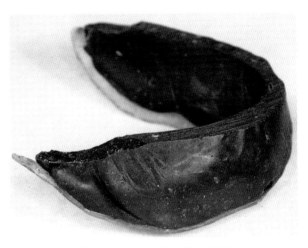

图11.4 使用整塑印模膏制取的中性区印模。

泡在140℉（1℉=17.2℃）的温水浴中使之均匀泡软。将之从水浴中取出并快速小心地放入患者口内，避免发生扭曲变形[16]。

（2）给予患者一杯温水，嘱患者吞咽。然后再抿一口温水做二次吞咽。重复多次抿温水和吞咽动作，通过唇颊肌向内、舌肌向外的运动来整塑印模膏[16]。

（3）待印模膏冷却固化之后，将中性区记录从口内取出。验证其准确性后使用锐利的刀片将多余的材料去除（图11.4）[16]。

（4）将中性区记录置于模型之上连同模型一起扫描（图11.5a）。同时，扫描美学设计（EBP）、对颌模型和颌位记录（图11.5b，c）。创建带有颌位关系和中性区关系的三维图像（图11.5d）。在扫描的整体数据基础上，使用软件设计程序将人工牙放置在已建立好的区域内（图11.5e）。

试排牙时记录中性区

也可以在临床试排牙时记录中性区并将之引入到CAD/CAM制作全口义齿。

操作方法

（1）制取传统全口义齿印模并封闭装盒，保证想要的印模边缘暴露可见（图11.6）[22-24]。扫描装盒后的印模，使用快速成型技术打印出多个记录托盘。

（2）将一个哥特式弓法描记装置（Massad Jaw Recorder，Nobilium Company，Albany，NY）固定在打印的记录托盘上，记录上下颌颌位关系（图11.7）[25]。

（3）在另一个打印的上颌记录托盘上放置蜡殆堤。将人工牙片（Visionaire Dental Shells，Nobilium Company，Albany，NY）用蜡固定在蜡殆堤上，在临床上调整牙齿的位置以

(a)

(b)

(c)

(d)

(e)

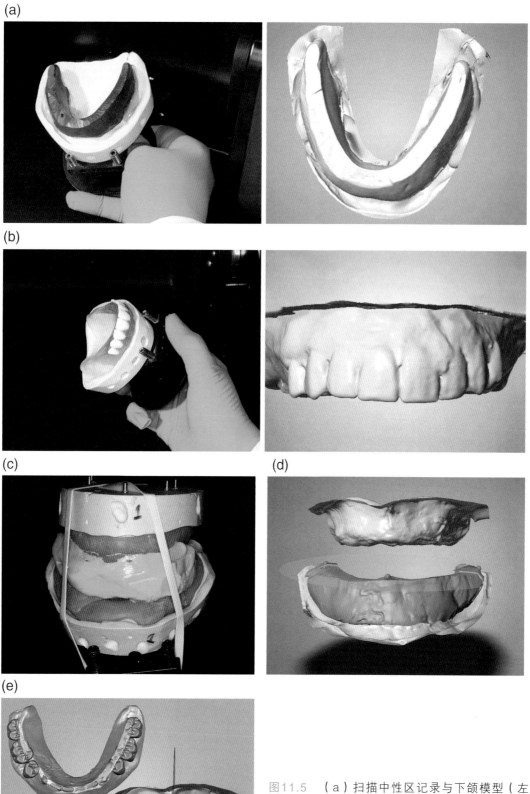

图11.5 （a）扫描中性区记录与下颌模型（左图），中性区记录的扫描图像（右图）。（b）扫描EBP蜡殆堤和上颌模型（左图），EBP蜡殆堤的扫描图像（右图）。（c）扫描相对应的上下颌模型及颌位记录。（d）带有颌位关系和中性区关系的三维图像。（e）上图：使用中性区来确定人工牙的位置；下图：上下颌数字化排牙。

获得最佳的美观效果。

（4）扫描带有颌位记录的模型和带有人工牙的蜡殆堤（EBP）。扫描获得的数据用于指导数字化排牙。数字化排牙完成后生成了虚拟的试戴义齿，然后利用快速成型技术打印出试戴义齿。

（5）试戴义齿用于美学评估和使用VPS印模材在打印的试戴义齿磨光面记录中性区（称为磨光面印模）（图11.8）。

（6）临床确认无误之后，扫描带有磨光面印模的试戴义齿用以切削最终的义齿（图11.9）。

总结

本章介绍了几种记录中性区的方法，扫描中性区记录，使用数字化方法制作全口义齿。同时也介绍了使用中性区扫描数据制作快速成型的试戴义齿的流程。使用中性区来指导形成下颌义齿

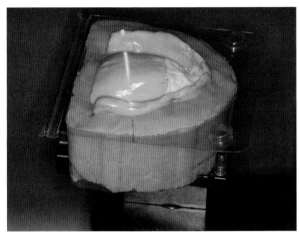

图11.6 印模装盒，暴露边缘。

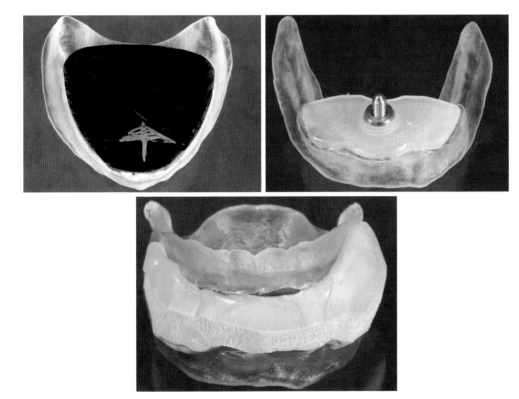

图11.7 带有描记板的上颌记录托盘留下完整的哥特式弓描记（左上图）；带有描记针的下颌记录托盘（右上图）；使用哥特式弓装置记录颌位关系（下图）。

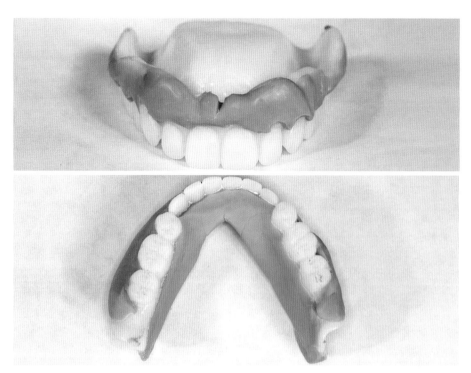

图11.8　使用打印的试戴义齿制取的磨光面中性区印模。

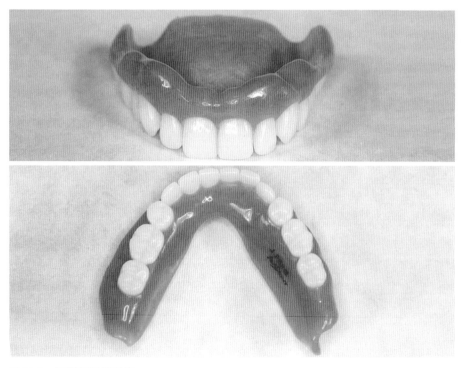

图11.9　切削出最终义齿。

磨光面轮廓并且确定人工牙适合的颊舌向位置，不仅可以辅助获得义齿固位，同时也可以改善发音和提高患者舒适感。

在未来，口腔修复中应用先进技术还会长足进步。而这些技术的成功应用需要更多患者和医生的共同参与。

参考文献

[1] M. Andersson, personal communication, 2007.

[2] Mörmann, M. H. (2004) The origin of the Cerec method: a personal review of the first 5 years. *Int J Comput Dent*, **7**, 11–24.

[3] Mörmann, M. H. (2006) The evolution of the CEREC system. *J Am Dent Assoc*, **137**, suppl., 7S–13S.

[4] Kattadiyil, M. T., Goodacre, C. J., and Baba, N. Z. (2013) CAD/CAM Complete dentures: A review of two commercial fabrication systems. *J Calif Dent Assoc*, **41**(6), 407–416.

[5] Baba, N. Z., Goodacre, C. J., and Kattadiyil, M. T. (2015) CAD/CAM removable prosthodontics, in *Clinical Applications of Digital Technology* (eds. R. C. Masri, and F. Driscoll), Hoboken, NJ: John Wiley & Sons, Inc.

[6] Baba, N. Z. (2016) Materials and processes for CAD/CAM complete denture fabrication. *Curr Oral Health Rep*, doi: 10.1007/s40496-016-0101-3

[7] Goodacre, B. J., Goodacre, C. J., Baba, N. Z., and Kattadiyil, M. T. (2016) Comparison of denture base adaptation between CAD/CAM and conventional fabrication techniques. *J Prosthet Dent*, **116**(2), 249–256.

[8] Bidra, A. S., Taylor, T. D., and Agar, J. R. (2013) Computer-aided technology for fabricating complete dentures: systematic review of historical background, current status, and future perspectives. *J Prosthet Dent*, **109**(6), 361–366.

[9] Bidra, A. S., Farrell, K., Burnham, D. *et al.* (2016) Prospective cohort pilot study of 2-visit CAD/CAM monolithic complete dentures and implant-retained overdentures: clinical and patient-centered outcomes. *J Prosthet Dent*, **115**(5), 578–586.

[10] Saponaro, P. C., Yilmaz, B., Heshmati, R. H., and McGlumphy, E. A. (2016) Clinical performance of CAD/CAM-fabricated complete denture: A cross-sectional study. *J Prosthet Dent*. doi: 10.1016/j.prosdent. 2016.03.017 [Epub ahead of print]

[11] Saponaro, P. C., Yilmaz, B., Johnston, W., *et al.* (2016) Evaluation of patient experience and satisfaction with CAD/CAM-fabricated complete denture: A retrospective survey study. *J Prosthet Dent*, doi: 10.1016/j.prosdent.2016.01.034 [Epub ahead of print]

[12] Kattadiyil, M. T., Jekki, R., Goodacre, C. J., and Baba, N. Z. (2015) Comparison of treatment outcomes in digital and conventional complete removable dental prosthesis fabrications in a predoctoral setting. *J Prosthet Dent*, **114**(6), 818–825.

[13] Schiesser, F. J. (1964) The neutral zone and polished surfaces in complete dentures. *J Prosthet Dent*, **14**, 854–865.

[14] Beresin, V. E., and Schiesser, F. J. (1976) The neutral zone in complete dentures. *J Prosthet Dent*, **36**, 356–367.

[15] Beresin, V. E., and Schiesser, F. J. (eds.) (1979) *Neutral Zone in Complete and Partial Dentures*, 2nd edn. Mosby, St. Louis, MO, pp. 15, 73–108, 158–183.

[16] Cagna, D. R., Massad, J. J., and Schiesser, F. J. (2009) The neutral zone revisited: from historical concepts to modern application. *J Prosthet Dent*, **101**, 405–412.

[17] Yi-Lin, Y., Yu-Hwa, P., and Ya-Yi, C. (2013) Neutral zone approach to denture fabrication for a severe mandibular ridge resorption patient: Systematic review and modern technique. *J Dent Sci*, **8**, 432–443.

[18] Massad, J. J., and Cagna, D. R. (2007) Vinyl polysiloxane impression material in removable prosthodontics. Part 1: edentulous impressions. *Compend Contin Educ Dent*, **28**, 452–460.

[19] Yasaki, M. (1961) Height of the occlusion rim and the interocclusal distance. *J Prosthet Dent*, **11**, 26–31.

[20] Nagle, R. J., and Sears, V. H. (1962) *Denture*

Prosthetics, 2nd edn. Mosby, St. Louis, MO, p. 134.

[21] Ghosn, C. A., Zogheib, C., and Makzoume, J. E. (2012) Relationship between the occlusal plane corresponding to the lateral borders of the tongue and the ala-tragus line in edentulous patients. *J Contemp Dent Pract*, **13**, 590–594.

[22] Rudd, K. D., Morrow, R. M., and Seldmann, E. E. (1986) Final Impression, boxing and pouring, in *Dental Laboratory Procedures: Vol. 1: Complete Dentures*, 2nd edn. Mosby, St. Louis, MO,

pp. 57–79.

[23] Powter, R. G., and Hope, M. (1981) A method of boxing impressions. *J Prosthet Dent.*, **45**, 224–225.

[24] Bolouri, A., Hilger, T. C., and Gowrylok, M. D. (1975) Boxing impressions. *J Prosthet Dent*, **33**, 692–695.

[25] Massad, J. J., Connelly, M. E., Rudd, K. D., and Cagna, D. R. (2004) Occlusal device for diagnostic evaluation of maxillomandibular relationships in edentulous patients: a clinical technique. *J Prosthet Dent*, **91**, 586–590.